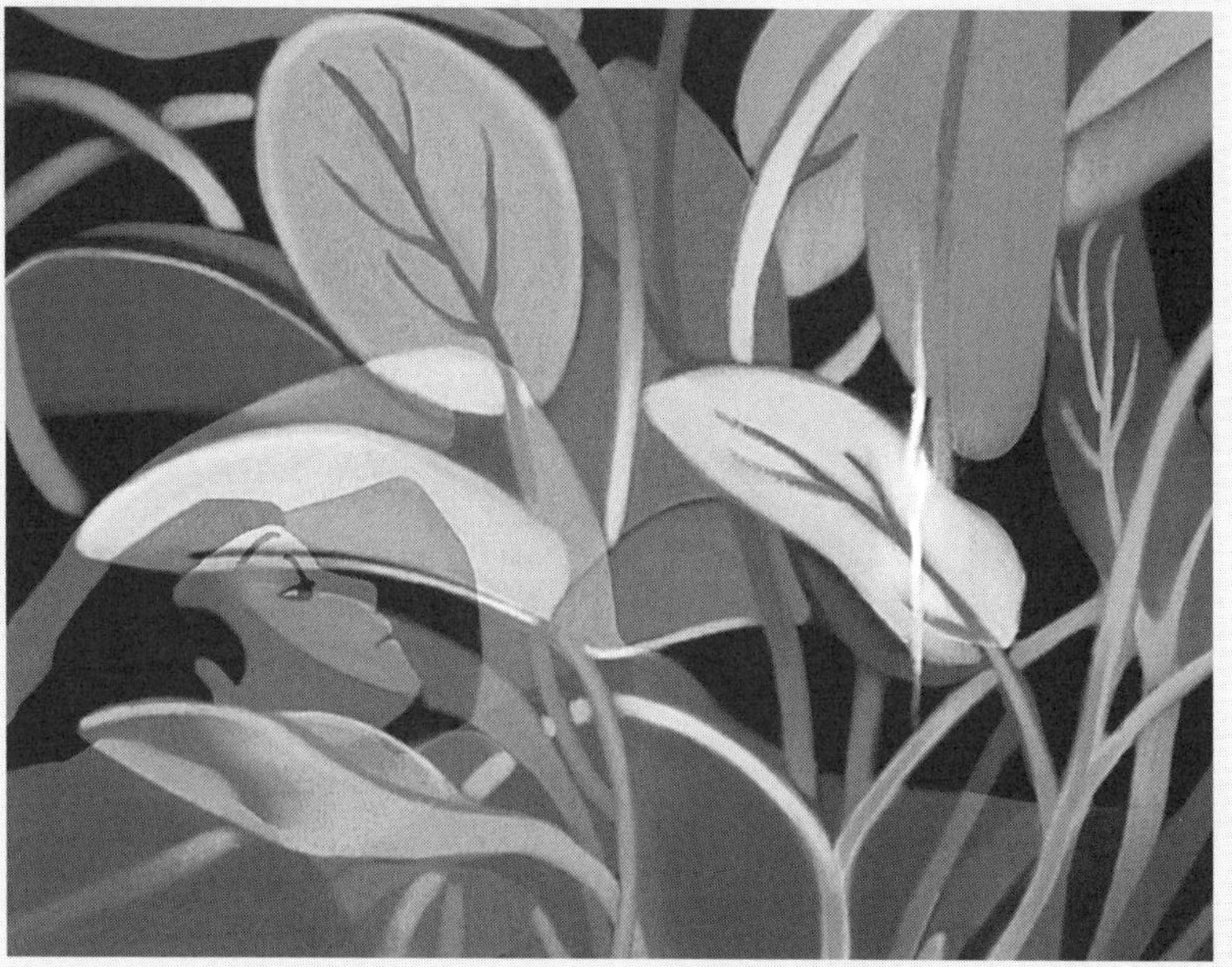

〈効果的な〉精神科面接

力動的《ダイナミック》に診るということ

平島奈津子

金剛出版

まえがき

「あとがき」のような「まえがき」を書きます。その理由《わけ》は、「あとがき」に代えて書きたいことがあり、「あとがき」を書かなかったからです。普段、「あとがき」からお読みになる方は、ここからお読みいただくとよいかもしれません。

精神科医になって、四〇年近くの年月が経ちました。

筆者が精神分析的精神療法を学び始めることになったのは「めぐりあわせ」という名の偶然のおかげでしたが、今日までその学びと実践を継続してきたのは自分の意志によってでした。他人からみたら成り行きまかせに見えるかもしれない職業人生でしたが、本格的な精神分析家を目指すことを諦め、精神科臨床医として細々と精神分析的精神療法を続けることを決めたのは、誰のせいでもなく、筆者自身の決断でした。それでも、筆者にとって、精神分析的な、あるいは精神力動的な考え方は、精神科医としての自分だけでなく、生きることそのものを支えてくれたように思います。そして、その研修と臨床実践には多くの方々の支えがあったことを実感し、その方々との「めぐりあわせ」の幸運に心から感謝しています。その幸運が形として結実したのが本書かもしれません。

お声をかけてくださった金剛出版編集部の梅田光恵氏には、本書を成立させるべく関係各所に交渉してくださり、また、的確なご助言やあたたかな励ましの言葉をいただき、心から感謝しています。

本書は、この数年間を中心として、学術雑誌に寄稿した論文や学会で講演した記録などを（加筆修正して）まとめたものです。そのテーマの多くは複数の論文を書いたり口頭発表したりする中で推敲されてきたものですが、これからも、その推敲は——日々の臨床実践を重ねながら——続くのだろうと予感しています。その意味では、読者の情緒的な思考を刺激する内容になったのではないかという自負があります。

本書は異なるテーマで章だてされているにもかかわらず、それらの行間には、たったひとつの思いが貫かれていることに、書き終えた後、気づきました。その思いが言葉を超えた水準で読んでくださった方々に届くことを願っています。

目次

〈効果的な〉精神科面接

――力動的《ダイナミック》に診るということ――

序章　私が受けた精神療法の研修

はじめに――自らの精神療法の研修について語るということ――

精神療法が人と人との相互交流の繰り返しによって営まれていくものである以上、その研修も人と人との相互交流の中で行われる必要がある。その性質上、そこにはトレーニーのパーソナルな要素がかなり入り込むため、それはそうそう気軽に話せることではない。そのため、同じように研修を受けている仲間や先輩が身近にいないと、他人がその研修をどのように経験しているのかを見聞きする機会はほとんどない。そこで、私自身が精神分析的精神療法の治療者になるべく受けた研修について、ご紹介することにした。

研修を始めたばかりの頃、私は暗い森の中をわずかな灯りを頼りに歩いているような心もちだった。それでも、時折、視界が開けて清々しい草原で語らうような気持ちになることはあった。しかし、今でも、過去に訪れた場所の地図をふところに携えてはいるものの、それが役に立っている感じがせず、暗い森へと迷いこんだ孤独な旅人になったように感じることがある。

私の青春期には、フォークソングが流行っていた。今の心境は、フォークシンガーの大スターだった吉田拓郎のヒット曲のタイトルのように「今はまだ人生を語らず」と言いたい気持ち半分、そして、あとの半分には「思えば遠くへ来たもんだ」（武田鉄矢が率いるフォークソング・グループ海援隊のヒット曲のタイトル）という感慨がある。時間の経過というものは、人を少しだけ見晴らしのよい小高い丘の上に立たせてくれることがある。だから、私が私自身をもっと理解するためにも、少しの勇気を友に、自らの研修時代を振り返ってみようと思う。

I　研修システムとスーパービジョン

私が初めて精神分析的精神療法の治療者となったのは、医師二年目の春だった。当時は、現在のような臨床研修制度はなく、医師国家試験に合格したらそのまま専門とする分野の医局に入局するのが一般的だった。私が入局した精神科の医局は、一年間は大学病院でオーベン（指導を担当する上級医）のもとで臨床経験を積みながら、精神医学全般の研修を受け、その後、希望者は精神医学の中で専門分野を決めて研究や研修を積むという決まり事があった。

当時、その医局には、二年目から始まる精神分析的精神療法の研修システムがあり、それは無料の個人スーパービジョンを提供するものだった。計四年間の研修期間のうち、初めの二年間は希望すれば誰でも個人スーパービジョンを受けられたが、後半の二年間はより専門的に極めたい者だけに個人スーパービジョンが提供された。確か、私の同期一二名のうちの約半数が初期研修としてのスーパービジョンを希望したように記憶している。これは、それだけ潤沢なスーパーバイザー（以下、バイザー）を確保できていたということを意味する。定期的にバイザー会議が開かれて研修について話し合われていたようだが、そこで、精神科医であるA先生が私の初めてのバイザーになることが決まった。バイザーとしてのA先生に出会う前に、すでに大学病院の上級医の一人としてA先生の外来の陪席についていた私は、馴染みがあることを考慮してくれての組み合わせなのだろうと勝手に空想し、その配慮を有難く思った。

精神分析的精神療法について何も知らないのは当然ながら、精神科医としてもスタート地点に立ったばかりの私は、精神科医の先輩であるA先生から多くのものを学び、自分の職業アイデンティティの基礎づくりをしていったように思う。今となっては、私はA先生とはタイプがだいぶ違って見えるかもしれないが、精神科医としての魂の芯のところ、一番純粋な部分には、精神科医としてのA先生に接したあの時の感動がある。だからこそ、精神科医になって四〇年近く経った今でも、新鮮な気持ちで（精神療法も含めて）日々の臨床に向き合えていられるのだと思う。その意味では、精神科医になってまもないバイジーの場合、バイザーはロールモデルになれる「同業者」の方がふさわしいのかもしれない。

ところで、A先生が最初のスーパービジョンの冒頭で「これからのスーパービジョンはBスクールのものだ」と宣言したことを今でも鮮明に覚えている。BとはA先生のバイザーであり、バイザー会議のリーダーの名前である。この時、私は、「これから教えることには自信をもっているが、これと異なる流儀もある」ということを伝えるものとして理解した。

スーパービジョンは、大学の研究室にある小部屋で、対面に座り、週一回、治療時間と同じ四五分間、行われた。そこでは、治療場面で自分が何を感じ、何を考えたか、患者がどう感じ、どう反応したか、それらの意味を考えつくし、バイザーと話し合うことを通して、意外な視点や考え方を次々に提供され、スーパービジョンが始まる前には予想もしなかったような「理解の岸辺」にたどり着くことも少なくなかった。私はその面白さに魅了された。そして、スーパービジョンを受け始めた当初は、勝手がわからないこともあって、終わると、いつも自分の気持ちと思考力を総動員したようにクタクタになっていた。一セッションの面接記録を書き起こすのに二時間以上かかっていた時代の話である。

A先生からは、精神分析的精神療法の技法や理論の基礎を学んだが、それと同時に、スーパービジョンでのアプローチ法それ自体についても知らずに学んでいたことに、あとになってから、気づいた。たとえば、自分も学んだ研修システムの中で、私自身がスーパーバイザーとして担当した女性精神科医が次の二年間はA先生のスーパービジョンを受けることになった。彼女はバイザーが代わることへの不安を口にしていたが、しばらく経って、彼女は新たなバイザーに対して「おじいちゃんに会ったみたいだった」という感想を私に告げた。つまり、彼女が伝えたかったことは、A先生のスーパービジョンにバイザーとしての私のルーツを見出した、という驚きと安堵の思いのようだった。彼女は、治療者として率直で、それ故に、自身の逆転移を考察することを通して、治療関係を理解することに長けていた。精神分析的精神療法のスーパービジョンでは治療関係が投影されることがあり、バイザーはそれを利用して治療関係を考察することがある。彼女はバイジーでありながら、治療関係の考察にバイザーに対する自身の情緒も利用したが、その態度には「ひとつの曇りもない」と形容したくなるような、無邪気な率直さがあった。それは、私が彼女に「バイザーにこれを言ったらマズイと思いつくことまでは、言っても大丈夫なことなのだ」と伝えていたせいもある。このような私の言葉に象徴される、A先生とのスーパービジョンで育まれた私自身の「安全感」は、意識しないところで彼女に伝承されていたのかもしれない。

しかし、精神分析的精神療法のスーパービジョンでは、知的な作業にとどまらず、バイジー自身のこころを駆使しなければならないため、バイジーの内的な葛藤が賦活され、場合によっては、それに影響されたバイザーとバイジーとの葛藤が無意識に治療関係へと「逆流」して、治療に悪影響をおよぼすことがある。そうなると、スーパービジョンだけでは事態を収拾することが難しくなる。内外の精神分析療法の研修所（インスティチュート）では、スーパービジョンと教育分析がセットになって研修が実施され、バイジーの研修の相談や調整役としてチューターがおかれているが、その理由のひとつとして、このような「副産物」への予防や対処があるのかもしれない。

Ⅱ　教育分析の経験

精神分析的精神療法に治療者として携わる過程で、治療者自身の内的な葛藤を自覚することはまれではない。私自身も例外ではなかった。それは、自己分析や知性化ではどうにもならないもので、私は何とも言えない危機感と焦りを感じていた。三〇年前の日本では、まだ教育分析を受けることは一般的ではなかったが、A先生が国内で受けた話を聴き、海外で受けてきたC先生の話も聴いていた。逆転移に関する論文を読んでいて、教育分析に関する記載も目に飛び込んできた。私は徐々に教育分析を受けようと思うようになった。しかし、いざ探してみると、お願いできる先生がいなかった。研究室の先輩に相談してみるものの、「高名な先生方は（私のような）無名の若手の教育分析など引き受けないだろう」と言われた。

私自身、研究会などで関わりのある先生にお願いすることは避けたかった。それは、自分の社会的な立場への影響を憂慮するあまり、防衛的になってしまっては受ける意味がないと思ったからだった。そうこうしているうちに、D先生が海外での研修を終えて帰国し、都内で開業し、教育分析も引き受けてくれるらしいという噂を耳にした。私はD先生の帰国を待って、手紙を書き、教育分析をお願いし、運よく引き受けていただくことができた。幸いなことに、D先生とはまったく面識がなかった。実は、その時点では、D先生の論文を読んだことさえなかった。

週四日のカウチ（正確にはソファベッド）による精神分析療法の体験は、数年間続いた。それは私にとって第一義に自分自身の危機感と焦燥の意味を理解することだったが、それ以上に、スーパービジョンとは異なる次元で、治療者としての自分を支えてもらっていたことも確かだった。

D先生を思い浮かべる時、私は今でも「無意識の探究者」のイメージが先行する。教育分析が終了して数年後、私はある雑誌に、こんな一節を書いた(3)。

ある分析治療の話をしよう。

ある時、被分析者はいつものようにカウチに横たわると、室内にほのかに夏みかんの香りがすることに気づいた。彼女は即座に、自分の治療の前に分析家が夏みかんを食べていたと考え、分析家のパーソナルな部分に触れたようで、少し嬉しくなった。それまで彼女が抱いていた分析家のイメージは「疲れを知らない無意識の探究者」という、いかめしく、ストイックなものだったからである。

次に、彼女は奇妙なことに気づいた。彼女がかいだ香りは、最近は店頭にほとんど見かけなくなった、酸っぱい夏みかんの香りだったからである。その香りはいくら考えても、現在店頭に並んでいる柑橘類のどれにも当てはまらなかった。それは、子どもだった頃の、彼女の思い出の中にある、酸っぱい夏みかんの香りだったのである。その夏みかんの香りに包まれながら、彼女は懐かしく、切ない気持ちでいっぱいになった。彼女はカウチに横たわって初めて自分がくつろいでいるように感じた。

いかめしく、ストイックに走り続けていたのは分析家でなく、彼女の方だった。分析家の「休息」は、はからずも分析空間にほのかに香りいでて、彼女の心にささやかな休息をもたらしたのである。

このように、「無意識の探求者」のイメージは私の転移の部分もあったが、それを差し引いてもなお、D先生の治療姿勢には真摯で揺るがない信念のようなものが感じられた。それと同時に、人間味のある情緒的な治療でもあった。正直なところ、D先生の解釈のきめ細やかさは、自分自身の治療が終わって数年後に、他患の治療例の考察を聴いて改めて認識したという有様で、治療の真っただ中では、全身で受けとめるだけでせいいっぱいで、「その解釈を対面法の週一日の治療で聴いたら堪えられなかったかもしれない」というような意味のことを連想したことさえあった。

教育分析では、自分自身が患者として精神分析療法を受けることによって、他人事ではなく治療過程をたどることを通して、精神分析療法のプロセスを学ぶ。実は、私は途中で音を上げそうになったことがある。だから、「変わる（改善する）のが怖い」、あるいは「そこから先は考えたくない」患者の気持ちがわかるような気がする。だが、同時に、この治療法の治療者を目指す者は、自分自身が自分の内面（無意識的幻想）に対峙することができなければ、患者にそれを促すことなどできないということをも痛感した。

教育分析を受けていた一時期、毎日、ホラー映画ばかり観ていたことがあった。あの時期は夢もスプラッターな内容だった。それがいつのまにか憑き物がおちたように観なくなった。けれど、自分の心の中の「パンドラの箱」は閉じられただけで、なくなることはないとも感じている。教育分析によって――つまり、誰も実際に傷つけることはなく――自分の無意識には狂気や暴力がハバをきかせている世界があることを実感できたことは、治療者として貴重な体験だったと思う。何故なら、それは、誰の無意識にも息をひそめているものだからである。

ところで、初めてD先生の面談を受けた時、「これからの五年間は精神医学をオールラウンドに勉強してください。そうしないと、精神分析を誤用するおそれがあります」と言われた。この言葉は、ひとつの戒めのように、今でも繰り返し想い出す。A先生も、D先生も、精神科医のアイデンティティが基礎にある精神分析家だが、もちろん、そういう価値観をもたない先生方もいる。私の意識と無意識は、A先生とD先生の精神科医アイデンティティに感銘を受け、自ら好んで影響を受けたように思う。

教育分析が終了した後、「転移を消費する」ために、一年近くD先生に「会わないように」と指示され、D先生が出席する研究会も講演も欠席した。しかし、私の場合、転移はそんなに簡単に「消費」されなかった。数年後、私にとって最後のバイザーとなったE先生と歓談していた時に、「最近やっと、アナリスト（教育分析医）が普通のおじさんに見えるようになりました」と言ったところ、「初めから普通のおじさんだよ」と応じられたことがあったが、自覚的な部分だけでも、転移の「消費」にはそれくらい時間がかかった。

本来、転移には無意識的な部分もあるため、師弟愛と呼ばれる関係性――特に忠誠心――の中にも転移感情が混在している可能性がある。そのことを鑑みると、精神分析の研修に限らず、外的な措置として、個人間のパーソナルな関係性を超えた教育システムが必要であるように思う。そのような研修環境は、特に研修中に解決できなかったトレーニーの陰性転移からトレーナーを保護する。また、内的には、トレーニーの転移を「消費」するために、「喪の仕事」を通したトレーナーの内在化が必要であるように思う。

Ⅲ　トレーニング・グループの経験

二五年ほど前、ひょんなことから、私は「精神療法の指導者」として、薬理学の研究で著名な大学の医局に勤務することになった。その医局には、精神療法に関心のある医局員はいるものの、精神療法について語り、共有できるような素地はまだ育っていなかった。

当時の私は、自分が精神療法の研修を受けた環境と違って、たった一人で指導していくことを考えて、正直、途方に暮れた。医局員たちに「遠巻きに様子をうかがわれている」という感覚もあった。その渦中で、ほとんど直感的に「いまの自分には集団力動の理解が必要だ」と考えた。

思えば、私がA先生のスーパービジョンを受け始めた頃、A先生は集団精神療法（以下、集団療法）の研修を受け始めたばかりだった。私は「指導者の年代になって新たな分野の勉強を始めた」A先生に少しだけ驚き、眩しく思った。「何だか楽しそう」とも感じた。しかし、あの頃の私は、まさか自分自身が指導者の世代になって集団療法の研修に取り組むことになろうとは想像もしなかった。実は、教育分析が終わりにさしかかろうとした頃に、D先生からも、解釈に添えられた言葉として、やはり集団療法の研修を勧められたことがあった。D先生も個人精神分析家であると同時に、精神分析的集団療法の治療者でもあった。私が集団療法の研修を始めようと思ったことには、おそらく、両先生の影響もあったのだろう。

さて、新たな職場という集団の中で「異分子（侵入者）」の私は、小さな精神療法の研究会を立ち上げて、まずは、日ごろ「困っている症例」を持ち寄ってもらって、力動的に考えていくことから始めた。これは、私自身が防衛的な「サブグループ」を作ろうとしたということなのかもしれない。そして、それと併行して、自分自身は集団療法の勉強を始めた。その中でも、F先生によるトレーニング・グループの体験は意義深いものだった。そこでは、個々のメンバーの変化が文字通り目で見るようにわかった。おそらく、私自身もそうだったのだろう。私には、教育分析でやり残してきたことの一部をそのグループで作業できたという実感があった。そして、その体験によって、私は集団療法の治療としてのパワーを思い知ると同時に、身をもって集団療法過程の基礎を学んだ。

Ⅳ　研修経験の統合

研修経験の統合は、大別して、臨床の実践とその考察を通して行われた側面と、個々のトレーナーに対する「喪の仕事」の遂行によって進められた側面があった。それに加えて、症例検討会や抄読会などの研究会に参加することを通して、自分にはなかった視点や感性を知り、それらに触発された経験は、大きな学びにつながったように思う。

私自身は、当時の状況を反映するように、研修の初期は、自我心理学の理論に基づいた臨床の理解が主だったが、A先生とD先生が共に対象関係学派の治療者として知られていたこともあり、その後は対象関係論の理論的枠組みに馴染む自分を感じている。しかし、私自身は学者というよりは治療実践を主にしていることもあり、治療者としての自分に知的刺激を与えてくれて、役に立ちそうな知見であれば、特定の学派にこだわらずに学んでいきたいと思っている。このような私の姿勢は、A先生の「年齢や立場にかかわらず新たなことを学ぼうとする姿勢」や、D先生の「真摯で揺るがない信念」に対する感銘が今も自分の中に生き続けている証のような気がしている。

研修経験の統合の具体例としては、個人精神療法の研修で学んだことが集団療法の実践で集団力動や逆転移などを理解していく時にも役立ったことがあげられる。それに加えて、個人精神療法の研修で関心をもって学んだ「治療構造（設定）や技法が治療機序にどのように作用するか」ということについて、集団療法でさらに考察を深めることができたように思う。言い換えれば、私の場合、集団療法の実践では個人精神療法の時よりも少しだけ自由になって、治療構造や前提（ルール）を決め、他の精神療法の技法も採用した。

たとえば、治療者として初めての集団療法は、摂食障害患者の両親を対象とした合同家族療法だった。それは、全五回で終了する、五組の両親と治療者二名によるものだったが、実は、その二回目以降、父親たちは全員、脱落した。輪になって座る治療者とメンバーの外側で見守るように座っていたスタッフからは、「初回のセッションで、それぞれの両親カップルは隣同士に座り、お互いの意見を牽制し合っていた」様子が報告されていた。最終回で父親たちの欠席についてあらためて治療者が触れると、母親たちは口々に感想を言い合ったが、誰一人として父親にその真意を確かめた者はいなかった。最終的に、母親同士の共感や結束は強まり、母親たちの孤立感や罪悪感は多少なりとも和らげられたように見えたが、母親たちが抱える孤立感には「患者の窓口になれるのは私一人」「医師として順調にやってきた女性スタッフに、私たちの気持ちが本当にわかるのか」といった発言に代表されるような万能感や怒りが隠されていることもまた明らかになった。つまり、このような母親たちの万能感や怒りが家族環境の中で父親を遠ざけ、夫婦間のコミュニケーションを阻害している可能性が推察されたわけである。もしこの推察が正しければ、患者家族の「父親不在」状況を打破しなければ、本当には母親の孤立感を和らげることはできない。また、退避してしまっている父親たちこそ罪悪感や孤立感を抱えているはずである。

私は、この苦い経験から得た考察と、構造的家族療法の理論[4]から学んだことを基にして、次のような仮説をたてた。すなわち、摂食障害の経過中、患者のそばにいることが多い母親は患者に情緒的に巻き込まれ（enmeshment）ながら、同時に、心的距離が接近した母親から患者への過剰な投影が生じ、そのことが患者の問題を必要以上に複雑化させ、その一方で、父親は患者や母親から疎遠な状態になっており、それによって家族内のコミュニケーション不全が生じて、患者の治療に協力するために必要な本来の家族の機能が発揮できないでいる、という推論をたてた[5]。特に、思春期の女性患者の場合は、母－娘の密着によって健常な世代間境界の形成が妨げられる結果、親からの心理的な自立をはじめとした思春期の課題が停滞する恐れがある。このような家族内の力動を変化させることによって、家族機能を改善させるような治療構造を考える必要があると考えられた。

そこで、今度は、父親グループと母親グループという小グループでのセッション（五〇分間）をメインとし、その後に合同セッション（二〇分間）で各グループでの話題を共有するという構造に変更し、月に一回の開催とする、全一〇回の集団療法を企画した。この構造には、父親たちが集団としてのまとまり（凝集性）の中で自由に語れるようになるために、母親たちから離して保護する目的があった。また、集団療法の技法として、問題解決志向型短期療法[6]の理念と技法を援用した。この技法は、精神病理（原因）に着目したり、「犯人捜し」をしたりする代わりに、対象者の能力や長所に焦点をあてるもので、「良くなる方向への変化は常に起きているにもかかわらず、それと気づかないだけなので、たまたまうまくいっただけに思える『例外』から改善のヒントを見つけて、ともかく行動してみよう」という理念をベースにしており、罪悪感を抱え、ネガティブに考えがちな両親に対して適した技法であると考えられた。

新たな集団療法には、外来通院中の女性摂食障害患者の親一〇名（両親三組、母親のみ三名、父親のみ一名）が参加した。開始当初、父親グループ、母親グループ共に、他人の話とは無関係な話を始めるバラバラな様子が印象的だった。患者が幼い頃に離婚したために一人で参加した母親は、当初、「小グループに分かれてしまっては、私だけ父親たちの話を充分に聴けない」と疎外感を訴えていた。徐々に、小グループでは他人の話を傾聴し、支持するようなまとまりができていったが、全体討議の場では積極的な発言は控えられ、特にその傾向は母親たちに顕著だった。ある回の全体討議で一人の父親の発言に対して、母親グループの女性治療者がいつになく強い口調で反応した。その発言はスタッフレビューで話し合われ、「父親に口をはさまれたくない」母親の万能感や怒りを代弁した逆転移によるという理解が共有された。換言すれば、以前の治療で「父親たちが全員、脱落した」集団力動が再現されていることが示唆された。しかし、今回は、父親たちは実際に退避する代わりに、父親グループで、「母親と娘の意見が違った時に、ひくく」「父親が叱ると取り返しがつかないので、ひく」等の父親が退避する状況を言葉にし、お互いの夫婦関係について語り合うことができた。それは父親たちにとって、大きな支えとなったようにスタッフには感じられた。最終回を次に控えた第九回では治療終了を意識した発言が目立った。母親たちは不安を語りながらも、患者が良くなってきていることを口々に話し、表情にも自信が出てきたように見えた。最終回である第一〇回では、治療開始前に、一組の夫妻が晴れやかな表情で「キャンセル待ちしていた海外旅行の出発が急に今日になったので挨拶だけしに来た。夫婦で旅行は初めて」と告げ、セッション前の短時間、メンバーと語り合っていった。初回から父親が参加しないために一人で参加していた母親は、当初、自分だけで患者を抱え込むように頑張るあまり夫婦関係が危機的状況にあることがうかがわれていた。その母親も、最終回が近づくにつれて、合同グループセッションでの父親たちの発言にポジティブに反応するようになるという変化がみられるようになっていたが、最終回では、家庭内でも夫婦が協力し合うようになり、離婚の危機を乗り越えたと語った。一〇カ月間の治療を振り返り、別れを惜しむメンバーの心に希望が芽生え始めているように、スタッフに感じられたセッションだった。

その後も、同じ構造で、摂食障害患者両親を対象とした合同夫婦療法は、私がその大学病院を退職するまで続けられた。その経験が教えてくれたことは、治療グループの輪の外で参加者や治療者のやりとりを見守るスタッフの気づきや感想は、常に、集団力動を理解する上で大きな力となったということである。そして、健常者を対象とした集団療法は「変化」がより目に見えてわかるので、精神療法の研修に適しているという発見もあった。

こうして、私にとって、集団療法との出会いは大きな宝となった。

おわりに——終わりある研修と、終わりなき研鑽

精神療法の研修の到達点をどこにおくべきか——これは長い間、私にとって未解決の課題だった。パーフェクトな人間がいないように、パーフェクトな治療者もいない。研修を自らの手で終わらせることが自分自身に対する責任を引き受けるということであるならば、それは私にとって本当の意味での治療者になるために重要な決断だった。

そうやって、私は、自分が教育分析として受けた、本格的な精神分析療法を実践する治療者を目指すことを諦め、自分が日常的に提供している週一～二日という、より低頻度の精神分析的精神療法の治療者として生きることを決めて、自らの研修にピリオドを打った。もっと言えば、私は、精神分析的精神療法の治療者としてだけではなく、普通の精神科医としての臨床や活動にやりがいを感じていて、限られた自分の時間とエネルギーをそれらに注ぎたかったという方が本音に近いかもしれない。それでも、そこには挫折感や口惜しさがあった。軽々と両立できない不甲斐ない自分を恨めしくも思った。それに加えて、私の訓練のために貴重な時間を割いてくれたトレーナーに対する申し訳なさがあった。

実は、研修を終える決断をするずっと前から、私には、「トレーナーの思い（志向）を継がねばならない」という勝手な思いこみが心の隅に沈殿していた時期があった。これは、まぎれもなく、医師になることによって、結果的に「母が親に反対されて叶えられなかった夢」を代わりに果たした私の転移である。私は母の夢だった医師になったものの、母が望んだ「医者らしい医者」ではなく、精神科医を選択した。

そのことを知ると、母はあからさまに落胆していた。かたや、研修では、私はトレーナーと異なる志向性を自覚して漠然とした罪悪感を抱いたこともあった。当時の私は医学部の教員としての忙しさを言い訳にして、精神分析療法の研修を頓挫させてもいた。つまり、私の内的な葛藤が教育分析を終了した後も続いていたということだろう。精神分析療法の研修の中断を決意したことは、自分の内的な葛藤に決着をつけ、前に進むために、どうしても必要だったのだ、と今ならわかる。当時、トレーナーは残念がってくれたが、その後も、変わりなく、サポーティブに接してくれている。有難い。思えば、いまは亡き母もそうだった。そのことに気づくことによって、私は、少しずつ、自分のオリジナリティのようなものを信じられるようになってきたような気がする。それは、誰かの望みを生きるのではなく、自分は自分の思うように生きていいのだということを自分自身に対してようやく許せるようになったということかもしれない。

【文献】

（1）L・キュービー（土居健郎訳）『精神分析への手引き』日本教文社、一九五二

（2）小此木啓吾『精神分析ノート3　私との対面』日本教文社、一九六九

（3）平島奈津子「身体感覚で考える女性の心理」『AERA MOOK精神分析学がわかる』一四―一七頁、朝日新聞社、一九九八

（4）S・ミニューチン、B・ロスマン、L・ベーカー（福田俊一監訳）『思春期やせ症の家族―心身症の家族療法』星和書店、一九八七

（5）平島奈津子「精神分析的精神療法のこれから―精神医学の内と外で」精神経誌一〇八、一五二―一五七頁、二〇〇六

（6）バーバラ・マクファーランド（児島達美監訳）『摂食障害の「解決」に向かって―ソリューション・フォーカスト・ブリーフ・セラピー』金剛出版、一九九九

第I部

精神科医の視点

第1章　適応障害（適応反応症）の診断と治療

はじめに

適応障害（適応反応症）は、特に、産業現場、プライマリケア、リエゾン－コンサルテーション精神科臨床などにおける有病率が高いことが知られている。[1・2] しかし、その診断基準にはストレス因（stressor）との時間的な因果関係以外に特異的な症状の記載がほとんどないことや、「他の精神疾患の基準を満たしていない」とする条件などから、しばしば「ゴミ箱的な診断」と揶揄され、他の診断との異同などに関して議論の俎上にあげられることが多い。

本章では、適応障害（適応反応症）の診断について、その概念と診断の混乱を整理することを通して、臨床現場における使用上の留意点を明らかにしたい。また、その治療について、若干の私見を述べたい。

Ⅰ　適応障害（適応反応症）診断の歴史的経緯

改めて言うまでもないが、操作的診断基準が作成される以前から、反応性精神障がいの概念はあった。最も一般的なものは、フロイトが提唱した神経症概念だろう。[3] 彼の概念は熱狂的に受け入れられる一方で、記述的な説明と病因論的な説明が混在しているとの批判を浴びた。[4] つまり、現実検討の障がいがないことを神経症の前提とし、種々の精神症状をあげる一方で、病因を無意識的葛藤とその妥協形成に求めた点は精神分析の門外漢にとっては難解に映ったということだろうか。ちなみに、このフロイト的な病因論（特に「無意識」という概念）を排除したいという意図（力動）は、米国精神医学会による『精神疾患の診断・統計マニュアル第3版』（以下、DSM-Ⅲ）以降の操作的診断基準に作用したようである。

一方、記述精神医学では、シュナイダーが「異常体験反応（abnorme Erlebnisreaktion）」という概念を提唱している。[5~7] シュナイダーは、体験反応の要件として①原因となった体験がなければ、その反応性の状態は出現しなかった、②状態の内容や主題はその状態の原因と了解可能な関連がある、③その状態の時間的経過は原因に依存し、特に原因が解消されると、その状態も終わる、の三点をあげたが、②と③については当てはまらない場合もあると述べている。また、異常体験反応については、体験（心因）に比して①反応が強すぎる、②反応の持続が長すぎる、③反応の内容が正常な反応と質的に異なっているものであるが、正常な体験反応との境界は明瞭ではないと述べている。さらに、彼は、体験反応において、体験に対する主観的な重みづけ――すなわち生活史や現況、パーソナリティなどによって異なる体験の意味するところ——が重要であり、客観的には類似ないし同一の出来事であっても、それぞれの個人における意味が違い、それに合わせて、さまざまな反応が生じ得るという力動的な視点に触れていることは特筆に値するように思う。

ところで、適応障害の診断名はＤＳＭ‐Ⅲ（一九八〇）[8]で初めて登場したが、その先駆け的な診断名はすでにＤＳＭ‐Ⅰ（一九五二）[9]に「Transient situational personality disturbance（一過性の情況に反応したパーソナリティの障害：筆者訳）」として登場している。それは、「圧倒されるような環境的ストレス因に対する急性の反応として一過性に発現する障がいで、その重症度はさまざまであり、明らかな他の精神障がいが認められないもので、ストレス因がなくなれば、症状は速やかに軽快する」と定義され、ガンザー症候群や精神病反応も含んだ広い概念であった。表1にあるように、「Transient situational personality disturbance（一過性の情況に反応したパーソナリティの障害：筆者訳）」には次のように、「Gross stress reaction」「Adult situational reaction」「Adjustment reaction of infancy」「Adjustment reaction of childhood」「Adjustment reaction of adolescence」「Adjustment reaction of late life」「Other transient situational personality disturbance」の七つの下位分類があった。ＤＳＭ‐Ⅱ（一九六八）[10]でも、ＤＳＭ‐Ⅰの定義は踏襲されたが、診断名は「Transient situational disturbance」と変更され、表1にあるように、下位分類はライフステージによる分類のみに変更された。なお、第3章でも触れるが、ＤＳＭ‐ⅠとＤＳＭ‐Ⅱは普及したとはいえなかった。

初めて邦訳されたＤＳＭ‐Ⅲでは、現在の「適応障害（adjustment disorders）」の概念が整った。その定義では、ストレス因は必ずしも「圧倒されるような質」とは限らない「日常のストレス」とされ、また、

表1　DSM-Ⅰ, DSM-Ⅱの診断分類

DSM-Ⅰ (1952)	DSM-Ⅱ (1968)
Transient situational personality disturbance	Transient situational disturbance
Gross stress reaction	Adjustment reaction of adult life
Adult situational reaction	Adjustment reaction of infancy
Adjustment reaction of infancy	Adjustment reaction of childhood
Adjustment reaction of childhood	Adjustment reaction of adolescence
Adjustment reaction of adolescence	Adjustment reaction of late life
Adjustment reaction of late life	No corresponding diagnosis
Other transient situational personality disturbance	

精神病反応が除外されて、それは「短期精神病性障害」に振り分けられた。

なお、ICD-9で「不適応反応」として分類されていた診断名は、ICD-10（一九九二）[11]ではDSM-Ⅲと同一の「適応障害」が使用されるようになった。

Ⅱ　現在の診断基準の特徴と問題点

DSM-5[12]における「適応障害」の診断基準はDSM-Ⅳ[13]のものと大きな変更点はないが、DSM-Ⅳでは独立した診断カテゴリーとされていたものがDSM-5では「心的外傷およびストレス因関連障害」群のひとつとして分類されるようになった。原則として病因を問わないとするDSM分類にあって、ストレス因との因果関係を明示した一群に適応障害も分類され、この診断の立ち位置がより明確となった。

DSM-5同様、ICD-11[14]でも、その診断基準はほぼ変わらない。すなわち、ストレス因に対する反応であること、そのストレス因が始まってから速やかに発症し（DSM-5

では三カ月以内とし、ＩＣＤ‐11では一カ月以内としている）、ストレス因がなくなれば速やかに軽快すること（ＤＳＭ‐５、ＩＣＤ‐11共に六カ月以内）、また、その症状の程度や強度は通常考えられるものよりも著しい苦痛をもたらしていることである。そして、「障害（disorder）」の診断に欠かせない「個人の機能不全」が認められることも要件のひとつである。

なお、ストレス因の終息に伴って症状も速やかに消失することが適応障害の診断の原則であるが、長期間続くストレス因に暴露された場合、慢性化する場合があるとしている。ＩＣＤ‐10の下位分類では「持続は二年以内を超えない」というただし書きをつけた「遷延性抑うつ反応」をコード化していたが、これは十分な実証研究に裏書きされたものとは言い難かった。そのためか、ＩＣＤ‐11ではこれらの下位分類は姿を消している。

ＩＣＤ‐11では英語名は adjustment disorder と変わらないが、邦訳は「適応反応症」に変更されて[15]、「ストレスに特に関連した障害」群に分類されており、新たに「ストレス因ならびにその結果に対する過度の心配や反復的で苦痛な思考、もしくはその含意の反芻（rumination）といった、とらわれ（preoccupation）が特徴的である」という記載が加わった。この項目によって、かえって診断がミスリードされる可能性があるように思った。

たとえば、初診時に「隣家から漏れ聞こえるピアノを練習している音に苛々し、その音がやたら気になり出して夜も眠れなくなった」と訴えた主婦の場合、いかにも適応障害（適応反応症）という診断がつきそうだが、その後、たまたま隣家が引っ越して騒音に悩まされなくなっても、やはり眠れず、転居の理由や近所の人たちの態度に敏感に反応し、それを妄想的にとらえるようになって、長期の治療を要するようになった、という経過をたどるケースもある。この症例のように、初診時、ストレス因を契機として発病し、ＩＣＤ‐11[14]から新たに加わった診断要件の「ストレス因へのとらわれ」も認められるなど、いかにも適応障害（適応反応症）のように見えても、その後の経過で、初発時のストレス因とは関係なく症状が続く場合には他の精神障がいの可能性を検討することになる[16]。

さらに、留意すべき点としては、正常な死別反応は適応障害（適応反応症）と診断してはならないということである。それは、正常な死別反応は「病気」ではないという理由からである。しかし、死別に対する反応に限らず、ストレス因に対する反応を正常範囲内ととらえるのか、「障がい」の域に達していると診断するのかに関する指針は述べられていない。これは「明確に述べること」が著しく難しいからに他ならないだろう。前述したように、シュナイダーは正常な体験反応と異常な体験反応とは連続線上にあると述べている。適応障害（適応反応症）の診断にも同様のグレイゾーンが存在すると考えられる。

なお、診断基準における「他の精神疾患の基準を満たしていない」という要件は適応障害（適応反応症）が軽症の病態であるとの誤解を招きやすい[17]が、適応障害（適応反応症）患者にも自殺企図が少なからず認められており[18]、あながち閾値下の診断と侮れない。

診断基準にストレス因との時間的な因果関係以外に特徴的な症状の記載がない点は、結果的に不均一な臨床像が混在することになり、診断を混乱させる要因となっている[19]。

Ⅲ　鑑別診断

適応障害（適応反応症）との鑑別で最も重要なものは、うつ病である。しかし、適応障害（適応反応症）の診断がストレス因と症状発現・消失との時間（縦断）的関連によってなされる一方で、うつ病の診断は横断的（症状の数と持続期間）であるため、両者の鑑別は簡単ではない[19・20]。特に、操作的診断の運用上のルールに基づけば、うつ病と診断するには症状数や持続期間が不足している場合、ＤＳＭ‐５では「他の特定される抑うつ障害（Other Specified Depressive Disorder）」に分類されるか、ストレス因との因果関係によって適応障害と診断される。しかし、適応障害の診断にはストレス因の終息を見極める縦断的な診断が必要になるので、その時点では確定されず、一方、その病勢が進行中であれば、症状や持続期間が増えていくにつれて、うつ病の診断が濃厚となる。

ジンメルマンら[20]は、ＤＳＭ‐Ⅳの「特定不能のうつ病性障害（Depressive Disorder Not Otherwise Specified）」患者と適応障害患者との比較研究を実施した。それによると、適応障害群では食欲不振、体重減少、不眠がより多く認められたのに比して、特定不能のうつ病性障害群では興味関心の喪失、食欲亢進、過眠、決断力低下、アンヘドニアがより多く認められ、また、特定不能のうつ病性障害群には適応障害に比してパーソナリティ症の併存が有意に認められたという。この結果は、適応障害とうつ病との鑑別に際して、参考になる。

うつ病圏と診断するか、適応障害（適応反応症）と診断するかということは、その治療や予後の見通しに影響を与える。たとえば、ある会社員が「部署が変わり、気難しい上司の下で気苦労が絶えなくなって二週間ほどしてから、出勤するのが憂鬱で、最寄りの駅のベンチでしばらく休んでからでないと会社に足が向かなくなった。職場では仕事が手につかず、ため息ばかりついている。しかし、休日は仲間と釣りに興じ、食欲や睡眠はある」と訴えて、精神科の診療を求めてきたとする。この場合、「上司との関係」がストレス因となってうつ症状が出現し、ストレス因から離れた休日は趣味を楽しめていると解して、適応障害（適応反応症）と診断できるかもしれない。しかし、これがうつ病の始まりであることがある。つまり、この時点では趣味を楽しむ元気が残っていたが、次第に、休日も仕事のことが頭から離れなくなり、何もする気にならなくなっていって、うつ症状が進行していくことがある。

そうなってから慌てて、うつ病の治療にシフトしても、病気の進行になかなか追いつけず、――初めに気がついていれば外来治療で済んだかもしれないのに、入院治療を余儀なくされた――という後味の悪い思いをしないように、うつ状態と診断できる患者に対しては、たとえ適応障害（適応反応症）の診断が頭に浮かんだとしても、常に、それがうつ病の始まりである可能性を念頭に置いておく必要がある。

なお、うつ病の二大症状のひとつである「興味・関心の喪失」は、好きなことさえできなくなる心身のエネルギーの枯渇状態を示す診断要件だが、逆に、「好きなこと（興味・関心のあること）は嫌いなこと（ストレスフルな仕事や雑事）よりも、少ないエネルギーでそれをすることができる」ということを忘れずにいると、うつ病の初期や回復期にあたって、「さぼり癖がついているだけ」という、周囲やうつ病患者自身の批判に対して、治療的に応答することができるように思う。

うつ病の既往を見極めることも、鑑別診断には有用である。たとえば、がん患者では適応障害（適応反応症）の有病率が高いことが知られている。[2] 確かに、がんの告知を受けた本人にとって、それは青天の霹靂であって、どうやっても受け入れられない衝撃から、反応性にうつ状態を呈する患者は多い。しかし、その中には、過去のうつ病が再発した例もある。精神科に紹介されたがん患者に対峙した時、患者が語りたいことにそって傾聴しようとすればするほど、「現在」の話題に終始しがちになっていることに気づくことがある。そんな時は大抵、患者との心的距離が近づき過ぎていて、治療的な視野が狭くなっているような気がする。たとえ、残された時間が少ない患者であっても――そういう患者だからこそ――過去の病歴を含め、これまでどんな人生を送ってきたのかを尋ね、家族や周囲の人たちとどのように関わってきたのかを聴いて、患者と共に患者の全体像を理解しようとしていると、患者自身も忘れてしまっていた遠い昔の「うつ病」の経験を思いだし、そこから深い内省が得られることがある。[16]

ところで、適応障害（適応反応症）では、急性ストレス反応（Acute Stress Disorder：ＡＳＤ）、ならびに心的外傷後ストレス症（Post-traumatic Stress Disorder：ＰＴＳＤ）との鑑別も混乱が懸念される。たとえば、ＡＳＤやＰＴＳＤで要件とされているような重篤なストレス因に暴露されている場合でも、その症状プロフィールがＡＳＤやＰＴＳＤの診断基準を満たさない場合には、適応障害（適応反応症）と診断される。また、症状プロフィールがＡＳＤやＰＴＳＤの診断基準を満たしていても、暴露されたストレス因がＡＳＤやＰＴＳＤの診断基準を満たさないストレス因である場合は、適応障害（適応反応症）と診断されることがある。

また、パーソナリティ症単独でも不適応を生じるため、適応障害（適応反応症）との鑑別が問題になる。もちろん、適応障害（適応反応症）とパーソナリティ症の併存はありうる。その場合、特定のストレス因によって発現した症状が、その個人が有するパーソナリティ症に起因する長期的な症状の単なる悪化ではないこと、ならびに適応障害（適応反応症）の診断基準を満たしていることが必要となる。これにもグレイゾーンが存在することが推察される。

Ⅳ　暫定診断であるというピットフォール(16)

ここで、あらためて強調しておきたいのは、適応障害（適応反応症）という診断は単なる「不適応」を表しているわけではなく、また、ＤＳＭやＩＣＤ分類以前に汎用されていた病名の「心因反応」を総称したものでもないことである。しつこいようだが、ＤＳＭやＩＣＤ分類の原則は、疾病の「原因」は問わず、ある特定の時点における症状と症状による機能不全を評価する横断診断だが、適応障害（適応反応症）は例外的に疾病の「原因」を確定し、その「原因」の開始と終息が「症状」の開始と終息に呼応するかどうかが診断の決め手となる縦断的な診断である。ＤＳＭ-５(12)を例にすると、適応障害（適応反応症）の主要な診断要件は、「はっきりと確認できるストレス因に反応して、そのストレス因の始まりから三カ月以内に情動面または行動面の症状が出現」することと、「そのストレス因、またはその結果がひとたび終結すると、症状がその後さらに六カ月以上続くことはない」と定義されているように、ストレス因と症状との時間的因果関係が認められることである。すなわち、適応障害（適応反応症）と診断するためには、まず、この因果関係を見極めることが必要になる。その意味では、初診時、あるいは治療過程の途中で下される適応障害（適応反応症）の診断は、転帰の推測に基づいた暫定診断ということになる。

ストレス因を契機として精神症状を来す精神障がいは、適応障害（適応反応症）だけとは限らない。むしろ、大抵の精神障がいがストレス因を契機としているといっていいかもしれない。

したがって、はじめに適応障害（適応反応症）と診断したなら、治療過程の中で診断を見直す習慣をもつことをお勧めしたい。実は、以前、筆者は、自分の胸のうちでは、とっくの昔に他の精神障がいの診断に改訂されていたものが、カルテの病名はずっと適応障害のままになっていて、それに気づいて、一人赤面した経験がある。それ以来、筆者は、通常、すぐには適応障害（適応反応症）という診断は下さず、ひとまず「状態像（例　うつ状態、不安状態など）」を記載して、経過をみていくようになった。そうすると、最終的に適応障害（適応反応症）と診断できるケースは、思ったより少ないことに気づいた。

V　ストレス因とストレス

そもそも、DSMやICD診断では、「ストレス因とはどのようなものであるか」を定義づけていない。すでに自明のこととして「ストレス因」という術語が使われているのである。

そもそも、ストレス（stress）ならびにストレス因とは、生物学的な現象と心理学的な現象の両方にまたがった概念だが、生物学的な現象の部分はDSMやICDの診断基準に記載がない。それは、この分野において診断的なマーカーを提出できるほどの研究成果があがっていないということを示唆しているのかもしれない。

一九三〇年代から一九七〇年代にかけて、セリエが提唱し推敲したストレス学説[21]は、現代でもその意義を失っていないように思う。一九三六年に彼が発表した論文「各種有害因子によってひきおこされる症候群（A syndrome produced by diverse nocuous agents）」の中で、それまで日常用語として使われていた「ストレス」ということばは、初めて学術用語として用いられた。セリエは、その後の研究の中で、ストレスについて、「ストレスとは、生物組織内に、非特異的に誘起された、あらゆる変化からなる特異な症候群の示す状態のことである……生物学的ストレスの状態とは、からだを介してからだに迫る侵襲と抵抗の間の拮抗作用が発達することによる、本質的には調節なのである」と説明している。その一方で、「ストレスという語は、用い方が不正確なばかりでなく、定義めいたものにも夥しい混乱が認められるので、いま私のとる態度としては、明らかにストレスではないものから規定してかかるのも有効な方法のひとつだろう」と述べて、たとえば、「ストレスは単なる神経性緊張ではない。ストレス反応は神経系を有しない下等動物にも発現する」「ストレスは副腎髄質からのホルモンの緊急放出ではない」「ストレスは損傷の非特異的結果ではない……健康領域の生理的活動も何らかの損傷を与えることなく相当なストレスを起こすことができる」「ストレスはホメオスタシス、すなわち生体の生理的恒常性から逸脱することと同じではない」「ストレスが警告反応を起こすのではなく、ストレス因が起こすのである。ストレスそれ自体ではない」などを列挙している。

セリエが指摘するように、「ストレス」と「ストレス因」は混同されることが多い。

彼は「汎適応症候群（general adaptation syndrome）」という概念を提唱した。これは、細菌の侵入や寒冷といった環境の外界からの侵襲に対して、身体各部位に病変が生じるのとは別に、外的な刺激の種類にかかわらず共通して生じる「病的な状態」のことである。セリエは、この「病的な状態」を「ストレス」、身体に侵襲する外的な刺激を「ストレス因」と呼んだ。すなわち、「ストレス」とは、「ストレス因（外的な侵襲）が惹起した新たな身体の状態に順応（適応）しようとする生体変化の過程」という動的な状態であるという。

彼によると、汎適応症候群は、警告反応期、抵抗期、疲弊期の三段階に分けられる。警告反応期や抵抗期では身体機能の活動性は高められて外的侵襲に順応しようとするが、疲弊期には抵抗力が弱まり、急速に死に至るという。このように考えると、急性のストレス因と慢性のストレス因では免疫系や内分泌系の反応が異なることも理解できる。

一方、ラザルスは「セリエのストレス理論は純粋に生理学的な理論であるのに、ストレスの心理学についても多くのことを語っていると、しばしば誤解される」と指摘している[22]。つまり、この指摘は、セリエはストレス因やストレスに対する「心理的過程」についての研究は行わなかったという主張であり、正しい。

ラザルスは、心理的なストレス因に対する心理的な反応は、生物学的な反応のような直線的な因果律ではなく、つまり、原因と結果が「→」で結ばれるような単純なものではなく、もっと複雑なものだと考えていた。そして、ライフイベントと呼ばれるような大きな出来事ばかりでなく、「日常生活で煩わされているストレス因」に着目したことも特徴的だった。

前述したように、現行の適応障害（適応反応症）の診断基準にあるストレス因は、必ずしも「圧倒されるような質」とは限らない「日常のストレス」とされている。ストレス因の強さがＤＳＭ‐Ⅰの「圧倒される」ものから、ＤＳＭ‐Ⅲ以降の「日常のストレス」程度に変更された理由には、これらのストレス理論も影響したのかもしれない。

ラザルスは、心理的なストレス因とは「ある個人の資源（resources）に何か重荷を負わせるような、あるいは、それを超えるようなものとして評価（appraise）された要求」であり、ストレスとは「ストレス因による環境の変化に順応するための、ストレス因と個人が持っている資源との関係性である」と定義している。ラザルスの学説で特に重要な点は、個人がストレス因をどう評価するかということである。その評価は、一次評価と二次評価に分けて説明されている。一次評価とは、遭遇したある出来事や環境に対して「脅威」や「挑戦」と感じるかどうかという評価である。二次評価とは、その出来事や環境に対処する行動の選択が自分に可能かどうかという評価である。そして、この評価は意識的だけでなく、無意識的にも行われているという[22]。

現行の適応障害（適応反応症）の診断には、ラザルスが示唆するようなストレス因に対する評価については触れられていない。つまり、「患者は、なぜ、それを脅威と感じたのか」「患者はどのような対処法を試したのか」というようなことを臨床家に考えさせるようにはできていない。

また、適応障害（適応反応症）の診断基準は原則として「短期間のストレス因やストレス状態」を想定しているが、実際の社会生活では長期にわたるストレス因やストレス状態は珍しくない。その場合、ストレス因が単一とは限らず、長期に及んでいるが故にストレス因が新たなストレス因を招くような累積が起こっていたり、それらが相互に影響をおよぼし合ったりするような複雑な様相を呈していることが多く、そうだとすれば必然的に、適応障害（適応反応症）の診断基準にあるような「特定のストレス因の同定」が難しい場合が出てくるように思う。

Ⅵ　ストレス因と心因

適応障害（適応反応症）では，ストレス因と症状との時間的因果関係が診断の決めてとなる。しかし，心因性の精神障がいのすべてにこのような時間的因果関係の明確さが認められるとは限らない。現に，心的外傷後ストレス症は，ストレス因にさらされた直後だけではなく，それから数カ月経った後にも症状が発現することがある。つまり，発症までの「潜伏期」があることが知られている。

ストレス因と症状発現とのタイムラグが生じる要因は，いくつか考えられる。

歴史的な事実を鑑みるまでもなく，人間は戦禍や災害などの過酷な環境のさなかでは，まず生物学的な存在として生き延びることを第一優先にする。外で爆弾が炸裂しているようなところで，自分の内面に集中して省察できるような人はいない。通常は，まず，身の安全を図るための行動をとるだろう。「心理的な飢え」を感じて癒しを求めるのは，身体的な飢えとその恐れが去ってからである。災害で家をなくし，愛する人たちを喪った人は，その悲しみに浸っていては遺された家族を養い守るための行動が妨げられることを無意識に悟り，その悲しみを抑圧し，その結果，活動性が維持されることがある。しかし，抑圧された感情は消滅することなく，無意識の中で生き続けているため，何かの拍子に，不意に現れることとなる。

このように，大きな喪失を体験したにもかかわらず，情緒的に何の反応も起こさず，何事もなかったかのように，いたって落ち着いて物事をこなすことが数週間以上にわたって，あるいは数十年以上続いた後に甦る悲しみの情緒のことを、「遷延化された悲哀（delayed mourning）」と呼ぶ[15・23]。なお、これはICD-11で初めて登場した「遷延性悲嘆症（prolonged grief disorder）」とは異なる概念である。前者は必ずしも疾病化するとは限らないが、後者は正常な死別反応を超えて長期化・複雑化した疾病である。

ストレス因と症状発現とのタイムラグが起こる別の要因としては、外的な対象喪失体験と内的な対象喪失体験とのタイムラグによるものがある。たとえば、恋人と別離しても、心の中ではその事実を認められず、否認し、再び恋人が自分のもとに戻ってくると夢想している場合は、「恋人と別れた」という外的な喪失体験は起こっていても、心の中では恋人は変わらず存在し続けているため、内的な喪失体験は起こっていないことになる。つまり、内的に喪失を体験して初めて、喪失をめぐる心理的な過程が始まり、恋人との別離は、その葛藤の烈しさによっては疾病化するような心因となる。言い換えれば、心因は心理的な過程の存在を示唆しているといえる。

繰り返しになるが、適応障害（適応反応症）の診断基準では「はっきりと確認できるストレス因に反応して、そのストレス因の始まりから速やかに症状が発現し、ストレス因の終息によって速やかに症状が消失する」ことが要件となっている。たとえば、産業保健の現場でみる適応障害（適応反応症）患者では、明らかな仕事内容と本人の適性とのミスマッチや、上司や同僚との関係などが是正されただけで、何の治療を施すこともなく、症状が消失することが珍しくない。その意味では、彼らは確かに「ストレス因に反応」はしているけれど、ストレス因は彼らの心理的な過程を惹き起こすような心因にはなっていないのかもしれない。言い換えれば、ストレス因が彼らに何らかの葛藤を惹き起こした場合は、心因となって、それを発端として心理的な過程が始まるため、外的なストレス因の終息とは無関係に症状は継続する理屈になり、そのような心因性精神障がいは適応障害（適応反応症）の診断には合致しない。

ところで、前述したラザルスは「一羽のツバメが来ただけでは夏にはならない」というアメリカの言いまわしを紹介し、「ある単一のストレスフルな出会いだけでは、その人は病気にならない、あるいはその人が主観的に『よくない状態』になるわけではないし、社会機能がだめになるわけでもありません。数多くの出会いや数多くの対処行動のパターンの蓄積から、長期間にわたる順応上の、または健康上の、影響が生じるのです」と述べている[22]。その意味では、適応障害（適応反応症）は、ストレス状況に対する心身の反応のごく初期の問題をみているだけなのかもしれない。長期的なストレス因による精神障がいは、より相互作用的、あるいは力動的な視点でみていく必要があるように思う。

Ⅶ　病因の外在化

精神科医が診断する前に、環境調整の名のもとに、「病因」が特定されてしまうことがある。たとえば、ある事務職の社員が営業部に異動せよとの内示を受けたところ、その社員は最初から「自分には向いていない」と拒否的な態度を示し、異動初日から欠勤するようになった。慌てた人事は当該社員と面接をしたところ、「新しい仕事のことを考えると、怖くて、夜も眠れないし、食欲もない」と暗い表情で言葉少なに語ったという。人事は本人の言い分を受け入れて、元の部署への残留を約束した。そして、「精神科を受診して、復職が可能であるという診断書をもらってきてください」と言い渡した。

そんな経緯で、産業医の紹介状を携えて受診してきた患者がいた。すでに食欲や睡眠も回復していて、何の問題もないという。それから何回か通ってきてもらったが、患者は「なぜ、営業部への異動がそんなにも脅威となったのか」、あるいは「なぜ、自分を営業部で働かせてみようとした人物がいたのか」を考えてみようとはしなかった。むしろ、そんなことをしつこく訊く医者を煙たく思っているようだった。おそらく、患者には過去に「営業部」に象徴されるような活動で上手くいかなかった経験があったのだろう。そのことによって、「自分はこういう人間だ」という決めつけが患者の中に生まれたのかもしれない。だからこそ、営業部で一日も働くことができなかったのではないか――そのような考察が筆者（担当医）にはあったが、患者は復職するための診断書をもらうことしか、頭にないようだった。診断書を手にすると、患者はそれ以上の通院を希望しなかった。患者の内的な葛藤に無理に踏み込むことは、新たな症状を出現させる結果を招く可能性があるため、倫理上、筆者（担当医）も患者をひきとめることはできなかった。

このように、精神医学的な病因とは別に、つまり、精神科医が診察する前に「病因」が特定されるケースは、特に、ハラスメント事例で増えているように思う。その場合、患者は精神科医の前に被害者として登場するため、その立場からの話を傾聴することが優先されるあまり、患者自身の内面への省察を促すことが難しくなることがある。しかし、本来は、たとえハラスメント事例であっても、疾病化するに至った主観的な体験を理解することは治療的に有意義である。同じ出来事を体験しても、それがストレス因となるか、さらには発病に導くほどの強度をもったストレス因となるかは、その個人の主観的体験による。上司に同じように叱責されても、何事もなかったかのように受け流せる人もいれば、その叱責を前向きにとらえて姿勢を正す人もいれば、叱責によって大きな苦痛や混乱を感じてしまう人もいるなど、個人の反応は千差万別である。その場合、ストレス因と目される出来事や状況に対する主観的な体験を理解する糸口として、それまでの人生の中で同様の出来事や状況に遭遇した体験の有無を聴き、その時の対処や心身の状態と現在の状態とを比較し、何がどう異なるのかを話し合うことは有用である[16]。

Ⅷ　精神医学的な環境調整[16]

それでは、精神医学的な環境調整とは、どのようになされるべきであろうか。

そのためには、個人にとって「環境」が病因となった主観的な体験を知る必要があり、患者の環境の全包囲を聴（訊）き逃すと、間違った環境調整を提案してしまうことにもなりかねない。

極端な場合、温厚な上司に対して、患者自身の「厳しく批判的な母親イメージ」を投影して、怯え、孤立し、疲弊してしまっていることさえある。その場合、発症した環境から遠ざけることだけでは解決にはならず、患者がどのような主観的な体験をしているかを理解した上で、患者が自身の認知の偏りを理解したり、周囲がその対応を工夫したりする必要がある。なぜなら、そうしなければ、その患者は新たな職場で同様の不適応を繰り返し生じることになるからである。

また、学生であれば、学校内の対人関係がみえやすく、たとえば、当該学生がストレス因として「イジメ」をあげると、それがいわば「目くらまし」となって、家庭環境や、（SNSなどのバーチャルな世界も含めた）学校外の対人関係を聴（訊）く機会などを逸するかもしれない。あるいは、会社員の場合は、異動による仕事や対人関係が「目くらまし」となって、異動による私的な環境や対人関係の変化（一人暮らしの開始や大事な人たちとの別れなど）との、いわば「合わせ技」で疾病化していることに気づきにくいことがある。

いずれにしても、ラザルスのストレス学説を援用すれば、患者が「重荷を負わされていると評価した外的な刺激（ストレス因）」が何かという理解を共有し、それに対して、いったん回避するか、それとも少しずつ慣らしていくか、誰か（何か）のサポートが有用かなどの方策を相談していくプロセスの中で環境調整は行われるべきである。

適応障害（適応反応症）はストレス因に反応して発現した症候群であり、それはストレス因に対する適応であり、防衛である。それはつまるところ、「疾病への逃避」である。「疾病への逃避」はそれ以上の悪いことが起こる前の救助信号であることを患者に教えることも、治療者の役目のひとつである。治療者は、「逃げるは恥だが役に立つ」（ハンガリーの諺）ではなく、「逃げることは恥ではなく、有用な適応だ」という心構えで臨むべきである。

IX　治療に関する私見

適応障害（適応反応症）の治療研究は、きわめて限定されている。[19]その理由は、「他の精神障がいの診断基準を満たさない」というただし書きのために構造化診断のフォーマットにのりにくいことや、特定の症状プロフィールをもたない不均一な臨床像があるためだと考えられる。診断基準を鑑みて、ストレス因の消失によって速やかに軽快する経過に、果たして治療的介入が必要なのかという疑問がわく点も関係しているかもしれない。

適応障害（適応反応症）に対する薬物療法ならびに非薬物療法ともに、残念ながら、有意な有効性を示すものはほとんどみられない。その意味では、投薬は最小限にとどめる必要があるかもしれない。

ここで、適応障害（適応反応症）に対する治療介入に際して、筆者が留意している点について私見を述べてみたい。

ストレス因との時間的因果関係は目にとまりやすいが、これまでの議論から、それだけでは適応障害（適応反応症）を治療できないことはいうまでもない。同じ出来事を体験しても、それが個人のストレス因となるか、さらには発病に導くほどの強度をもったストレス因になるかは、その個人の主観的体験による。

ストレス因と目される出来事や状況に対する主観的な体験を理解する糸口として、それまでの人生の中で同様の出来事や状況に遭遇した体験の有無を聴き、その時の対処や心身の状態と現在の状態とを比較し、何がどう異なるのかを話し合うことは有用である。また、これまでに繰り返し同様のストレス状況に陥っていないかを探ることは、その人の「人生のテーマ」を見出す手がかりとなる[24]。

ところで、前項では、疾病への逃避もストレス因に対する有用な適応（防衛）だと述べた。しかし、その一方で、患者が「より健康な対処」ができるように援助するのが治療である。治療の過程で、患者が負えるはずの義務や責任を回避する手助けを精神科主治医がしていないか、すなわち、治療自体が疾病利得になることに加担していないかを念頭におかなければならない。そして、疾病利得によって慢性化を招く危険があることも、あわせて肝に銘じておく必要がある。

おわりに

適応障害（適応反応症）という診断は、どのような社会的必然性によって登場したのだろうか。その答を求めて、いろいろ調べてみたが、未だにその疑問は解消されない。ただ、その先駆けとなったＤＳＭ‐Ⅰの「Transient situational personality disturbance」という診断名から、第二次大戦後の激動の時代背景の中で、安住の地を求めて、移住した地に順応（適応）しようとした人々の姿を想像するだけである。ストレス因や心因の問題を考える時、必然的に、自分たちがどのような時代に生きているかを思い知らされる。

［文献］

（1）Buselli R, Veltri A, Baldanzi S, et al. : Work-related stress disorders : variability in clinical expression and pitfalls in psychiatric diagnosis. Med Lav 107（2）; 92-101, 2016.
（2）Hund B, Reuter K, Harter M, et al. : Stressors, symptom profile, and predictors of adjustment disorder in cancer patients. Results from an epidemiological study with the composite international diagnostic interview, adaptation for oncology（CIDI-O）. Depression and Anxiety 33 ; 153-161, 2016.
（3）平島奈津子『神経症論 精神分析入門』（牛島定信編）七三－八三頁、日本放送出版協会、二〇〇七
（4）Young A : Harmony of illusions. Princeton University Press, 1995.（中井久夫・大月康義・下地明友・他訳『ＰＴＳＤの医療人類学』みすず書房、二〇〇一）

（5）針間博彦・古茶大樹「心因反応、異常体験反応」精神医学五三（一二）、一二一四－一二一七頁、二〇一一
（6）大熊輝雄『現代臨床精神医学　改訂第7版』金原出版、一九九七
（7）Schneider K : Klinische Psychopathologie. 15. Aufl. mit einem aktualisiereten und erweiterten Kommentar von Huber G und Gross G. Thieme, Stuttgart, 2007.（針間博彦訳『新盤　臨床精神病理学』文光堂、二〇〇七）
（8）American Psychiatric Association : Diagnostic and statistical manual of mental disorders. (3rd edition). American Psychiatric Association, Washington DC, 1980.
（9）American Psychiatric Association : The diagnostic and statistical manual of mental disorders : DSM I,Ed1. American Psychiatric Association, Washington DC, 1952.
（10）American Psychiatric Association : Diagnostic and statistical manual of mental disorders. (2nd edition). American Psychiatric Association, Washington DC, 1968.
（11）World Health Organization : The ICD-10 Classification of Mental and Behavioural Disorders Clinical descriptions and diagnostic guidelines, 1992.（融道男・中根允文・小見山実・岡崎祐士・大久保善朗監訳『ＩＣＤ-10 精神および行動の障害―臨床記述と診断ガイドライン』医学書院、一九九三）
（12）American Psychiatric Association : Diagnostic and statistical manual of mental disorders. (5th edition). American Psychiatric Association, Washington DC, 2013.
（13）American Psychiatric Association : Diagnostic and statistical manual of mental disorders. (4th edition). American Psychiatric Association, Washington DC, 1994.
（14）World Health Organization : TheICD-11 Classification of Mental and Behavioural Disorders Clinical descriptions and diagnostic guidelines.（https://icd.who.int/browse11/l-m/en#/http://id.who.int/icd/entity/264310751）［二〇二二年一月二五日閲覧］
（15）金吉晴「ＩＣＤ-11におけるストレス関連症群と解離症群の診断動向」（ＩＣＤ-11「精神、行動、神経発達の疾患」分類と病名の解説シリーズ⑥）精神経誌一二三（一〇）、六七六－六八二頁、二〇二一

（16）平島奈津子「適応障害」（増大号特集　精神科診療のピットフォール）精神医学六四（五）、六八六－六九〇頁、二〇二二
（17）Zimmerman M, Martinez JH, Dalrymple K, et al. : "Subthreshold" depression : Is the distinction between depressive disorder not otherwise specified and adjustment disorder valid? J Clin Psychiatry 74（5）: 70-476, 2013.
（18）Kryzhanovskaya L, Canterbury R : Suicidal behavior in patients with adjustmena disorders. Crisis 22（3）: 125-131, 2001.
（19）Casey P : Adjustment disorder : New developments. Curr Psychiatry Rep 16（6）: 451-458, 2014.
（20）Zimmerman M, Martinez JH, Dalrymple K, et al. : "Subthreshold" depression : Is the distinction between depressive disorder not otherwise specified and adjustment disorder valid? J Clin Psychiatry 74（5）: 470-476, 2013.
（21）Selye H : The stress of life, revised edition. McGraw-Hill Book, New York, 1976.（杉靖三郎・田多井吉之介・藤井尚治・他訳『現代社会とストレス』法政大学出版局、一九八八）
（22）Lazarus RS（林俊一郎編・訳『ストレスとコーピング―ラザルス理論への招待』星和書店、一九九〇）
（23）Lindemann E : Symptomatology and Management of Acute Grief. Am J Psychiat 101 : 141-149（1944）.
（24）D・H・マラン（鈴木龍訳）『心理療法の臨床と科学』誠信書房、一九九二

コラム

イマジネーションの力

人間の感情にとって、想像力は両刃の剣のようなところがある。たとえば、パニック症では、パニック発作よりも、むしろ予期不安の方が長期的には問題となる。なぜなら、「また発作が起こったらどうしよう」と想像することによって起こる予期不安のために、パニック発作が起こった場合に逃げられない場所や状況を回避する結果、社会生活が大きく制限されるからである。それを逆手にとるように、パニック症の治療のひとつである行動療法では、「イメージ法」というリラグゼーション法が併用されることがある。これはイメージの想起によって不安を軽減することを目的としている。たとえば、飛行機の中で息苦しさを感じたら、涼しい風が吹く高原に佇む場面を想像してみる。この時、視覚だけではなく、嗅覚、聴覚などの五感を総動員して想像することが重要である。

医師の仕事においても、想像力は両刃の剣になりえる。たとえば、重篤な疾患を抱えた患者を前にして「自分の家族だったら」と想像することによって、感情を揺さぶられるあまり客観性が減じられ、そのことが医師の精神的健康を損なう危険性がある一方で、患者を理解し、親身になれる可能性も生むように思う。

このような想像力を「鍛える」ことは、医師にとって有用だと思われる。しかし、その訓練にしばしば映画が用いられることは、日本ではあまり知られていないかもしれない。観客は登場人物に自らの感情を投影し、映画の世界に没入しながら、その世界を理解しようとする。この体験は患者との相互交流を通した患者理解に類似した体験である。

映画は想像力を刺激するが故に、中にはネガティブな感情を惹起するものもあれば、逆にポジティブな感情によるリラグゼーション効果をもたらすものもある。

後者の例として、二〇一二年に日本で公開された「最強のふたり」というフランス映画（監督：エリック・トレダノ）を紹介したい。原題は「Les intouchables（はみだし者たち）」。物語は、事故による頸椎損傷で首から下が麻痺した富豪がスラム街で育ち前科のある黒人青年を介護者として雇い入れるところから始まる。全く異質の二人は共に自らを社会の「はみ出し者」であると感じていた。だからこそ、一緒に社会常識をあざ笑い、それに挑戦し、友情を育んでいく。観客は映画が紡ぎ出す世界で笑い、涙を流しながら、自分たちの心の中にも「はみだし者」が住んでいて、現実の世界をどこかで窮屈に感じていることに気づくことだろう。原作は、主人公のモデルになった富豪フィリップ・ポゾ・ディ・ボルゴの自伝『Le Second Souffle（新たな活力）』。その名の通り、この映画のラストで観客は「人生はまんざら捨てたものじゃない」と思えるのではないだろうか。

リラグゼーション法のひとつとして、ぜひ、映画を取り入れてみてほしい。

第2章　ボーダーラインパターン（境界性パーソナリティ障害）の診断と治療

はじめに

「ボーダーラインパターン（Borderline pattern）」は、世界保健機関（ＷＨＯ）が制定した国際診断分類である「精神および行動の障害　臨床記述と診断ガイドライン第11版（以下、ＩＣＤ‐11）[1]」に初めて登場した診断名である。しかし、その概要は、その前のバージョンであるＩＣＤ‐10[2]における「情動不安定性パーソナリティ障害（Emotionally unstable personality disorder）境界型（borderline type）」と同一と見なしてよいだろう。

二〇一〇年にＩＣＤ‐11の改訂作業が開始された当初、「パーソナリティ症（Personality disorder）」の診断分類ではＩＣＤ‐10のそれに大きな変更が加えられる方針だったという[3]。すなわち、それまでのカテゴリー診断を廃して、パーソナリティ特性を表記するディメンジョン診断が採用される予定だった。しかし、境界性パーソナリティ障害の研究者たちの、長年の臨床研究の知見を無駄にしない目的から起こった、「カテゴリー診断を残した、ディメンジョン診断とのハイブリッド診断分類」を望む声[4]におされるように、最終的には、パーソナリティ特性を表記する「顕著なパーソナリティ傾向あるいはパターン（Prominent personality traits or pattern）」の下位領域（domain）に「ボーダーラインパターン」として据え置かれることになった。

奇しくも、この事態は、ＩＣＤ‐９からＩＣＤ‐10への改訂時のエピソードに酷似している。境界性パーソナリティ障害という診断名は、一九八〇年に刊行されたアメリカ精神医学会による『精神疾患の診断・統計マニュアル第３版（ＤＳＭ‐Ⅲ）』に初めて登場したが、大野[5]によると、その後のＩＣＤ‐10の編纂会議では、ヨーロッパの精神科医たちが「衝動的で激しい自己破壊的行動を繰り返す患者はほとんどいない」と主張して、ＩＣＤ‐10に境界性パーソナリティ障害の診断名を組み込むことに反対したという。結局、前述したように、この病態は「情緒不安定性パーソナリティ障害」の下位分類の「境界型」に位置づけられるという妥協案に落ち着いた。

従来のカテゴリー診断は、パーソナリティ症に限らず、併存診断が多く、また、いずれの診断にも分類できない「特定不能（Not Otherwise Specified：ＮＯＳ）」の診断が選択されやすいなどの問題が指摘されてきた。その改革の手始めとして、パーソナリティ症の診断分類に「ディメンジョン診断」というメスが入ったことは、驚くには当たらないように思う。なぜなら、従来、パーソナリティに関する研究は、類型論と特性論に大別されてきたからである。類型論の例としては、Ｅ・クレッチマー、Ｓ・フロイト、ＣＧ・ユングなどの試みが挙げられる。類型論は個人の全体像を直感的に把握しやすい反面、個人差は評価しにくく、診断にはグレイゾーンが多く含まれる。一方、特性論は、ＧＷ・アルポートが因子分析によるパーソナリティ特性を抽出したことを端緒に、近年はＲＲ・マッカリーとPT. Jr.・コスタによる「Big

Five〈5因子モデル－神経質傾向（neuroticism）、外向性（extraversion）、調和性（agreeableness）、誠実性（conscientiousness）、開放性（openness）〉」に収束する傾向にある。[6] 特性論は、個人の全体像をつかみにくい反面、個人差も含めたきめ細かな評価が可能となる。つまり、類型論と特性論のどちらにも、一長一短がある。

パーソナリティ症の診断分類でいえば、類型論は「カテゴリー診断」、特性論は「ディメンジョン診断」にあたる。ちなみに、マルダーやタイラーらの研究チームは、ＩＣＤ-11の特性項目とパーソナリティの5因子モデルとを比較して、「否定的感情（Negative affectivity）」は「神経質傾向」に、「離隔（detachment）」は「低い外向性」に、「非社会性（dissociality）」は「低い調和性」に、「脱抑制（disinhibition）」は「低い誠実性」に、「制縛性（anankastia）」は「高い誠実性」に相当すると述べている。[7] 果たして、パーソナリティ症をどのように診断することが臨床的に有用なのか。

ＩＣＤ-11ならびに『精神疾患の診断・統計マニュアル第5版（以下、ＤＳＭ-5）[8]』で示された、特性論と類型論が混在した診断分類は、パーソナリティ症の診断方法が過渡期を迎えていることを意味している。もしかしたら、「ボーダーライン」と称される病態がその方向性を見定める試金石になるかもしれない。

本章では、「ボーダーラインパターン」の診断基準について概説し、いわゆるパーソナリティの「ボーダーライン」病理に関する概念や治療、転帰に関する知見を紹介する。

Ⅰ　概念

1　ICD-11における「ボーダーラインパターン」の診断基準

ICD-11では、ボーダーラインパターンのパーソナリティ症（Personality disorder）、あるいはパーソナリティ困難（Personality difficulty）を有する個人は、対人関係・自己像・情動の不安定さ・顕著な衝動性が広範に認められる、と定義されている。そして、それは次のような特徴によって示される。

①現実の、あるいは空想上の「見捨てられ（abandonment）」を回避しようとするための、なりふり構わない試み（effort）
②不安定で激しい対人関係パターン
③顕著で持続性の不安定な自己像や自己感として認められるアイデンティティの拡散（disturbance）
④強い否定的感情のもとで無謀に自己破壊的な行動へと向かう傾向
⑤反復する自傷エピソード
⑥顕著な気分（mood）反応性による感情の不安定さ（emotional instability）
⑦慢性的な空虚感
⑧不適切で激しい怒り、あるいは制御困難な怒り
⑨高い覚醒度下での一過性の解離症状、あるいは精神病様体験（feature）

なお、上記の九項目の他に、個人によって、あるいは状況によって、次の特徴を有していることがある。[9]

○自分を不適切で、劣っていて、罪深く、うんざりするような、情けない存在だと見なしている。

○自分を他の人間とひどく違っていて、孤立していると体験し、孤立の苦痛や蔓延する孤独を体験している。

○拒絶に対する鋭敏性があり、対人関係における堅実で適切な信頼を構築・維持することに問題があり、社会的なシグナルを頻繁に読み間違える。

ＩＣＤ-11では、ボーダーラインパターンと診断する前提として、パーソナリティ症（6D10）あるいは「パーソナリティ困難」の全般基準を満たしていなければならない。その基準には、要件が「長期（二年以上）に続いている」ことも含まれている。

その上で、重症度を示すコードを付記することが求められている。すなわち、パーソナリティ症とは診断されない「パーソナリティ困難」にとどまっているのか、あるいは「軽症（mild）パーソナリティ症」（6D10.0）、「中等度（moderate）パーソナリティ症」（6D10.1）、「重症（severe）パーソナリティ症」（6D10.2）、「重症度を特定できないパーソナリティ症」（6D10.Z）のいずれであるかを評価する必要がある。

重症度の評価は、治療方法、治療に必要な専門性、転帰などの見通しを立てる上で重要である。また、診断閾値以下の「パーソナリティ困難」を把握することは、青年期の自傷行為におけるパーソナリティ病理を追跡する上で有用であるという指摘がある。[10] 確かに、「パーソナリティ困難」レベルで介入を開始することは治療的に意義がある。しかし、一方で、いわゆる「思春期危機」のような、一過性のアイデンティティの混乱もパーソナリティ病理として抽出してしまう是非について検討する必要もある。ハイリスク患者として過剰にモニタリングされることがパーソナリティに及ぼす影響は軽視できない問題であるように思う。同様の意味で、ＩＣＤ-11以前にはあった、「パーソナリティが十分に成熟する年齢まで待って診断する」という配慮（但し書き）がなくなっていることも、大きな変更点として注視したい。

2　ICD-11におけるボーダーラインパターンの位置づけ

ボーダーラインパターンの診断は、「パーソナリティ症ならびに関連する傾向」の下位診断である「顕著なパーソナリティ傾向あるいはパターン」に属する六領域のうちのひとつに分類されている。他の五領域の「否定的感情」「離隔」「非社会性」「脱抑制」「制縛性」はパーソナリティ特性を示し、かつ、それらの特性がパーソナリティ症だけではなく、診断閾値以下の「パーソナリティ困難」としても適用できる点が新しい。

しかし、その中で、ボーダーラインパターンだけは特異で、従来のカテゴリー診断が引き継がれ、パーソナリティ特性というよりも、むしろ症候群を表しているといった方がふさわしい。そのため、ＩＣＤ-11のタスクフォースは「ボーダーラインパターンはもはや必要がない可能性がある」と考えている。[3] つまり、ボーダーラインパターンの診断に加えて、他の五領域についても検討することが求められている。

3　ICD-11とDSM-5との比較

ICD-11のボーダーラインパターンの特徴として示された九項目は、文章表現に幾分の違いはあるものの、DSM-5の「境界性パーソナリティ障害」の診断基準にある九項目と同内容である。DSM-5では、「九項目のうち五つ以上を満たす」ことが診断基準となっている。

なお、パーソナリティ症のディメンジョン診断の試みは、二〇一三年に刊行されたDSM-5で着手されるはずだった。しかし、こちらも、土壇場で、その前のバージョン（DSM-Ⅳ）のカテゴリー診断をそのまま継続する方針転換がなされた。そして、現行の診断群とは別に、「パーソナリティ障害群の代替DSM-5モデル（Alternative DSM-5 Model for Personality Disorders：AMPD）」が提案された。

AMPDは、特定のパーソナリティ症六類型（反社会性・回避性・境界性・自己愛性・強迫性・統合失調型パーソナリティ障害）に対して、機能水準（自己・対人関係）と特性による診断を行うシステムである。機能水準は0（機能障害がない、またはほとんどない）、1（機能障害が幾らかある）、2（中等度の機能障害）、3（重度の機能障害）に区分されている。また、特性については、五領域について、「否定的情動（対　感情安定性）」「離脱（対　外向性）」「対立（対　調和性）」「脱抑制（対　誠実性）」「精神病性（対　透明性）」という、「不適応特性と適応特性」との二極性によって表現され、さらに、それぞれの領域が二五の側面（facet）で定義されている。

AMPDによる境界性パーソナリティ障害（Borderline Personality Disorder：BPD）の診断には、まず、中等度あるいは重度の機能障害を有し、自己同一性、自己志向性、対人共感性、対人親密さのうちの二領域で顕著な問題を有している必要がある。その上で、情動不安定、不安性、分離不安感、抑うつ性

（以上、否定的情動領域）、衝動性、無謀（以上は脱抑制領域の側面）、敵意（以上は対立領域の側面）の七つの側面のうち、四つ以上が該当し、そのうちの少なくともひとつは衝動性、無謀、敵意でなければならないとしている。また、必ずしも診断には必要ではないが、精神病特性（例　認知および知覚の統制不能）を付記することができる。この但し書きは、ICD‐11の診断基準にある「高い覚醒度下での一過性の解離症状、あるいは精神病様体験（feature）」に相当する。

AMPDにおけるBPDの診断基準では、抑うつ性や分離不安感よりも、衝動性、無謀、敵意が強調されている。このことは、問題行動を発現する傾向があるような、より重篤な群を抽出する可能性を示唆しているように思う。

なお、AMPDの「対立（対　調和性）」領域には「操作性（manipulativeness）」側面があるが、これは「他者に影響を及ぼす、または他者を操作するために口実を用いること（自己の目的を達するために、誘惑、魅力、饒舌、または迎合を用いること）」と解説されている。筆者には、この意味での操作性は、BPDの特徴とはいえないように思える。かつて、BPD患者の投影同一化（projective identification）によって彼らに対峙する人物が怒りなどの否定的な情動やそれに伴う行動が惹起されることを「BPDの操作性」と呼んだ時代があったが、このような現象は無意識的な心的防衛機制によるもので、他者を操作する意図によるものではない。

4　ケースによるレッスン

さて、ICD‐11における、九項目の特徴で示されたボーダーラインパターンは、その組み合わせや程度によって、さまざまな病像が含まれる異種性（heterogeneity）が指摘されている。

ＩＣＤ‐11のパーソナリティ症ワーキンググループの長であるタイラー[3]によると、ボーダーラインパターンに関連するパーソナリティ特性は、「否定的感情」「脱抑制」「非社会性」の三領域であるという。そして、今後の調査によって、中等度のパーソナリティ症では否定的感情がより前景となる一方、より重症のパーソナリティ症では、それに加えて脱抑制や非社会性を帯びた行動が認められる傾向が明らかになるだろうと予想されている。

同グループのコンサルタントを務めたバッハによる、ＩＣＤ‐11を用いた症例提示[9]の要旨を紹介する。

《症例の概要》

二九歳の女性。幾度となく深刻な自殺を企図し、その結果として、入院を繰り返し、多くの治療を受け、薬物療法も試みられたが、ほとんど効果はなかった。彼女はＩＣＤ‐10の「情緒不安定性パーソナリティ障害　境界型」と診断されたが、彼女の臨床症状はもっと複雑で、物質乱用、摂食障害、パニック発作、さらには、頼りになる友達を失うような攻撃的・衝動的行為や、生命を脅かすような深刻な自己破壊的行為が認められた。彼女は父親の存在を知らず、幼少期には母から心理的・身体的虐待を、母の二人の男友達からは性的な虐待を被っていた。ストレス下で、彼女は、離人症状や（彼女を罰したり、現実感を失わせたりする）幻聴を伴うトラウマに関連した解離状態に陥るが、彼女は大抵その声が彼女の心の中にだけ存在することを認識している。些細な挫折や拒絶にあうと、彼女は自己嫌悪や怒りの感情で反応する。他者への過剰な不信感のせいで、他者と親密な関係性を構築したり、他者に共感したりする能力は大きく損なわれている。彼女は自身の人生をどう扱えばいいのか、何を差し出さなければならないのかが、全くわからずにいる。彼女は、不信感、空虚感、怒りがありながらも、時々、温かみや承認されることを求めて、迎合したり、魅力をふりまいたりする。

《ICD‐11による診断》

○パーソナリティの重症度：重症パーソナリティ症（例　自尊心や感情体験の調整に関する深刻な問題、衝動制御不良の既往、将来も自己破壊的行動が予想されること、精神病様知覚異常、頼れる友人がいないこと）と診断できる。本例が中等度パーソナリティ症に相当しない理由は、継続的な友人関係や定職がなく、自傷行為によって長期におよぶダメージを被り、それが生命を脅かす程度だからである。

○特性：ボーダーラインパターンの基準を満たしているのに加えて、否定的感情（例　状況に不釣り合いな恥、不信感、怒りといった否定的感情体験）、脱抑制（例　直前の刺激に反応して衝動的・破壊的に行動する傾向）、非社会性（例　不信感に関連した怒り、他者を誘惑・操作する傾向）が認められる。

バッハは触れていないが、本例では、複雑性心的外傷後ストレス症（Complex Post Traumatic Stress Disorder：CPTSD）を鑑別する必要があるように思う。CPTSDはICD‐11に初めて登場した診断名であるが、ボーダーラインパターンに酷似した病像を呈する。すなわち、その診断には、個人・家庭・社会・学業や職業などの重要な領域で、深刻な①情動調整困難、②自分は威信を喪い、打ちのめされていて、無価値だという信念、③人間関係を維持したり他者と親密な感情をもったりすることに関する困難が持続して認められることが要件となる。[1] なお、CPTSDの診断の前提として「心的外傷後ストレス症（Post Traumatic Stress Disorder：PTSD）」の診断基準を満たすことが求められている。鑑別点としては、ボーダーラインパターンでは、PTSDの要件である「トラウマに関連することを回避する症状」よりもむしろ、トラウマに関連した事象に自ら飛び込んでいくような反復強迫（例 反復性の強姦被害やDV）がみられる傾向があげられるように思う。また、未治療のボーダーラインパターン患者では分裂（splitting）や投影同一化などの原始的防衛機制によって心的葛藤を回避する傾向がみられるが、CPTSD患者では必ずしも心的葛藤を体験できないわけではない。両者の鑑別は治療の違いにも関わるため、重要である。なお、ボーダーラインパターンとCPTSDの併存は十分にあり得る。

5 ボーダーラインパターンの境界性

ボーダーラインパターンは、その名を冠した「ボーダーライン」の文言が暗示するように、さまざまな精神障がいとの「境界（異同）」が検討されてきた歴史がある。その研究史は鑑別診断とも関連するので、主なものをとりあげて概説する。

a 精神病との境界

「精神病でもなく、神経症ともいえない」境界状態にある患者群への言及は、一八八四年のハッガスの論文まで遡ることができるが、多くの臨床家の注目を集めるようになったのは、一九四〇年代、軽症精神病者に関する研究に端を発している。[11] ホックとポラチンが提唱した、精神病症状を呈さず、汎神経症状を示す「偽神経症性分裂病（psudoneurotic forms of schizophrenia）」の概念は、その代表である[12]。一九五五年、ナイトは力動的な入院治療の経験から、それまで精神病に重点がおかれていた研究とは一線を画し、精神病と神経症の連続性に着目して、両者の移行状態として「境界状態（borderline state）」という概念を提唱し、自我機能障害に焦点づけた診断基準を示して、同患者群に対して退行促進的にならない配慮の必要性を喚起した[13]。

b　パーソナリティ病理としての境界例

一九六七年、O・カンバーグは「境界性パーソナリティ構造（Borderline Personality Organization：BPO）」の概念を提唱し、BPOを的確に診断することによって有効な治療が行えると主張した[14]。BPOでは慢性的で漠然とした不安、汎神経症症状、衝動的・妄想的・軽躁的な傾向、嗜癖、倒錯が認められる。また、自我脆弱性の指標として不安耐性・衝動性制御・昇華経路の欠如を有する。さらに、BPO構造は未分化な情動や前駆状態の「過酷な超自我」を有し、分裂、投影同一化、脱価値化（devaluation）などの原始的防衛機制が優勢であると述べた。

一九七六年、マスターソンは、境界例患者の基本病理は慢性的な抑うつ、憤怒、恐怖、罪責感、受動性と孤立無援感、空虚感を含む「見捨てられ感情（feeling of abandonment）」であり、その中核的な感情は「抑うつ」であると主張した[15]。すなわち、境界例患者では幼少期の母子関係の影響から、愛着を向けた相手に見捨てられることを絶えず想像して、上記のような感情にとらわれ、見捨てられないために自殺企図を繰り返すような、なりふり構わない努力をするのだと主張した。

c　発達障がいとの境界

一九八六年、コーエンら[16]は、児童に認められる境界例症状と広汎性発達障がいとの関連を示唆し、いわゆる児童境界例は認知障がい、社会的関係性障がい、不安の調整障がい、軽度の神経徴候、不揃いな運動機能、衝動性制御不良や多動などの行動や注意の調整障がいなどが認められる発達障がいであるとし、広汎性複雑性発達障がい（Multiple Complex Developmental Disorder：ＭＣＤＤ）という新たな術語を提唱した。このような見解は、ボーダーラインパターンにおけるパーソナリティ構造形成に関する発達的側面や器質的側面に着目したものとして理解できるかもしれない。

d　気分障害との境界

二一世紀に入ると、ＢＰＤ患者が訴える「気分の落ち込み」や情動調整障がいと、気分障害との関連が着目されるようになった。また、ＢＰＤは双極性障害と遺伝的に関連があるとする研究報告がなされた[17・18]。

ＢＰＤと双極性Ⅱ型障害は、衝動制御不良、情動不安定、反復する自殺企図などが類似する特徴として認められる。その鑑別点においては、双極性Ⅱ型障害患者では高揚した気分が多く、環境ストレスの影響が明確でないことが少なくなく、なによりその長期経過をみれば気分の変動は挿話的であるが、一方、ＢＰＤ患者の気分はむしろ低調なことが多く、対人関係に過敏に反応し、苦痛を回避するために衝動的に自己破壊的行動を繰り返す。また、ＢＰＤ患者では自己同一性の拡散がみられ、分裂機制が優勢であるが、双極性Ⅱ型障害患者は一貫した自己像をもつものの、誇大的であることに着目するとよい。

e　心的外傷（トラウマ）関連性障害との境界

一九九二年、ハーマン[19]は、慢性・反復性の心的外傷体験を有した人々が曲解的な敵意、疑惑、社会的ひきこもり、空虚感、絶望、慢性的な苛立ち、疎外感などのＢＰＤ類似の症状を呈することを指摘し、ＢＰＤが「外傷スペクトラム」としてとらえられる可能性を示唆した。そして、ＢＰＤがトラウマ関連性障がいの診断分類に置き換わることによって、患者のスティグマが減じられると説いた。この見解を支持する動向が、ＩＣＤ-11に新たに「複雑性心的外傷後ストレス症（ＣＰＴＳＤ）」の診断を登場させた背景にあると考えてよいだろう。

確かに、ＢＰＤ患者では、幼少期に被虐待体験のような心的外傷を体験していることが多い。その意味では、トラウマに着目することは重要だが、前述したようにボーダーラインパターンとＰＴＳＤは、必ずしもイコールではない。なにより、ボーダーラインパターンは、その表現型の下に隠れたさまざまな要因が複合的に作用する異種性の病態であると理解すべきである。

Ⅱ　治療

1　治療の基本方針

ボーダーラインパターンに対する治療の基本は、長期にわたる外来治療である。入院は、診断確定、合併症による身体管理、自殺企図などの危機管理を目的にしたものに限られる。自殺念慮や自殺企図は、それ自体がＢＰＤの慢性的な症状であるため、普段とは異なる既遂率の高い自殺企図を計画し始め、それを自分自身で制御することが難しいと感じた場合にのみ入院適応となる。

治療の手順としては、まず、診断（あるいは患者が抱える主な問題）を心理教育的に共有し、患者が治療への意欲を示したなら、次に、治療目標をたて、患者との間で言語的に共有する。治療が始まると、患者は自身の漠然とした不安を治療者に「丸投げ」して、治療目標の遂行よりも、治療関係そのものに拘泥しがちである。治療初期は、そのような退行状態からの回復をはかるために、たとえば、併存する精神障がいの改善、患者が抱える対人関係スキルの稚拙さや衝動制御不良などへの対処を話し合い、実践していくことをサポートする、などの短期的・現実志向的な目標をたてることが望ましい。

患者は他者との関係を渇望していながら、他者に関わることに不安を抱いているため、治療者との関係を築き始めると、社会的な関係性を回避するようになるので、治療者は患者が社会的関係や活動をもつように強く促す必要がある。

2　BPD患者を対象とした精神療法

BPD患者を対象として開発された精神療法の主要なものを紹介する。それらは、ボーダーラインパターンと診断された患者へのアプローチにも有用であると考えられる。

a　弁証法的行動療法（Dialectical Behavior Therapy：DBT）

DBTは、リネハンによって開発された。[20] 弁証法とは「意見と反対意見との対立と矛盾の働きが、より高次の発展段階（総合）の認識をもたらすと考える哲学方法」である。[21] すなわち、DBTでは、変化と受容、問題解決と問題の受容、自己効力感と援助希求、独立と依存などの対立軸に着目して、患者の成長を援助していく治療法である。その治療は、個人外来精神療法、スキル・トレーニング、支持的プロセス集団療法、デイケア、電話コンサルテーションなどから構成されている。これらに関わる治療者全員が参加するケース・コンサルテーションもＤＢＴを支える要《かなめ》となっている。

ｂ　メンタライゼーション（mentalization）に基づく精神分析的デイケア

メンタライゼーション理論は、アレン、フォナギー、ベイトマンによって開発されたもので、Ｓ・フロイトの精神分析理論とボウルビィの愛着理論（attachment theory）を核として、ベックの認知療法、クラーマンの対人関係療法などを取り入れた折衷的な理論である。メンタライゼーションは「心化」と訳されたこともあったが、端的にいえば「自身と他者の思考や感情をとらえる過程」と定義できる。メンタライゼーションに基づく治療（Mentalization Based Treatment：ＭＢＴ）では、治療者は安定した愛着を拠り所として、時に自己開示をしながら行動のロールモデルとなることによって、患者が自分や他者について憶測を働かせるのではなく、「ありのまま」をとらえられるように援助する。ＭＢＴによるデイケアプログラムは、ＢＰＤの自殺類似行動の引き金となるような感情調整障がいや衝動制御不良、対人機能などにアプローチし、有効性を実証した[22・23]。

ｃ　転移に焦点づけた力動的精神療法（Transference Focused Psychotherapy：ＴＦＰ）

ＴＦＰは、カンバーグのＢＰＯ理論に基づいて開発された力動的な個人精神療法である。ＴＦＰでは、治療者と患者の「いま－ここで（here and now）」の関係にたち現れるＢＰＤ患者の内的な部分対象関係について集中的に明確化・解釈を行う過程によって、BPD症状ばかりでなく、内的な対象関係の変化をも目論むものである。TFPの治療者は積極的に自身の逆転移をモニタリングし、それを患者の対象関係の情報源として用いる[24]。一方、前述のMBT理論では「BPDでは自らの感情体験を象徴化する能力が損なわれているため、解釈はBPD患者の能力を超えている」として、TFPのような解釈は用いない[22〜24]。

d　スキーマ療法

スキーマ療法はヤングとその共同研究者によって開発された個人精神療法で、患者の「早期不適応的スキーマ」を想定し、アプローチするものである。これは、ベックの認知行動療法を核として、ボウルビィの愛着理論、精神分析理論（特に対象関係論）、ゲシュタルト療法などを取り入れた統合的な治療システムである。「早期不適応的スキーマ」とは、端的にいえば「発達の初期段階で形成され、生涯にわたって維持され、その人自身と周囲の他者との関係性にかかわっている、自滅的な記憶・感情・認知・身体感覚のパターン」と定義できる。不適応行動はスキーマではなく、スキーマによって駆動された反応である。

BPD患者が顕著に示す「早期不適応的スキーマ」に対してアプローチするスキーマ療法の有効性が報告されている。BPD患者に特に多く認められるスキーマモード（様式）としては、「見捨てられたチャイルドモード」「怒れる、衝動的チャイルドモード」「懲罰的ペアレントモード」「遮断・防衛モード」「ヘルシーアダルトモード」である。治療目標は、患者が治療者をモデルにして、患者自身の「ヘルシーアダルトモード」を統合的に内在化することである。重篤なBPD患者ほど、これらのモードは目まぐるしく変化し、それに伴って感情も極端に変動して、そのたびにそれぞれのモードは切り離され、他のモードにはアクセスできなくなるという特徴がある。この時、患者のスキーマに反応して治療者のスキーマが誘発されて、「ヘルシーアダルトモード」を維持することが困難になりやすい[25]。したがって、不慣れな治療者は、熟達した専門家によるスーパービジョンを受けるか、ケースカンファランスを積極的に活用して、治療者としての客観性と中立性を保つ必要がある。これは、ＢＰＤ患者の治療全般にいえることでもある。

3 薬物療法

薬物療法は、ＢＰＤ治療において、あくまで補助的治療である。ＢＰＤの空虚感を改善する薬剤はないが、攻撃性、情動不安定、認知・知覚障がいなどに対して、通常の統合失調症に使用する量よりも少量の非定型抗精神病薬が有効である[26]。無作為化対照試験（以下、ＲＣＴ）で有効性が確認されている本邦市販薬は、アリピプラゾール、オランザピンである。同じく、ＲＣＴで攻撃性に対する有効性が確認されているバルプロ酸ナトリウム、トピラマート、ラモトリジンは、その安全性から次善の薬剤と考えられる。なお、米国精神医学会のガイドラインで第一選択薬として推奨されていた選択的セロトニン再取り込み阻害薬（ＳＳＲＩ）は、その後、かえって衝動性や攻撃性を悪化させる危険性があるという報告が続いたため、第一選択薬としては推奨しにくいが、ＳＳＲＩが奏功する患者が少なくないことは事実である。薬効判定は状況依存性を鑑みて少なくとも三カ月程度の観察期間が必要である。ただし、いずれの薬剤も、ＢＰＤに関して保険適用は承認されていない。

なお、ベンゾジアゼピン系抗不安薬は脱抑制を起こし、衝動性や攻撃性を悪化させ、依存性形成や乱用の危険性もあるため、ＢＰＤ患者には使用は控えた方が望ましい。三環系抗うつ薬も衝動性や攻撃性を悪化させる危険がある。

Ⅲ　転帰

一九八〇年代後半、ＢＰＤの代表的な研究者であるマックグラシャン、パリス、ストーンのグループがそれぞれ長期的な転帰研究を報告した[27〜33]。それらはいずれも入院治療を受けた患者を対象とした後方視的な研究だった。彼らの結果は「ＢＰＤの精神症状は徐々に改善し、一〇〜一五年後には診断基準を満たさなくなる者が大半となり、いったん診断基準を満たさなくなると再び満たす者は稀であった」という点で一致していた。

一九九〇年代に入ると、米国で、the Collaborative Longitudinal Personality Disorders Study（ＣＬＰＳ）、Mclean Study of Adult Development（ＭＳＡＤ）と名付けられた、二つの前方視的な大規模転帰研究が着手された。それらの研究による一〇年転帰が二〇一〇年、二〇一一年に相次いで発表された[34〜36]。両研究ともに、治療を受けた大半のＢＰＤ患者の症状は寛解していたが、社会機能の向上は芳しくなかった。ＭＳＡＤ[35〜36]によると、「彼らの社会機能の低下は最初の二年間に起こり、また、親密な人間関係を維持するよりも、フルタイムの就労を維持することの方がより困難である」ことが示唆された。しかし、なぜ、かれらの就労が安定しないのかは定かではないとした。

おわりに

ＩＣＤ-11は、パーソナリティ症診断の新たな方向性を示した。その新しさは、ディメンジョン診断だけでなく、「パーソナリティ困難」というグレイ・ゾーンを配することによって正常と異常の連続性を暗示し、パーソナリティ症診断の年齢制限を外すことによって個人の時間的連続性の中でパーソナリティ症の成り立ちを診断学的にとらえようとする試みにもある。それらには過剰診断を生み出す危うさも孕んでおり、その意味では使い手の力量を試されているともいえる。

［文献］

(1) World Health Organization : Personality disorders and related traits. ICD-11（https://icd.who.int/dev11/f/en#/http%3a%2f%2fid.who.int%2ficd%2fentity%2f91908 1088）［二〇二〇年八月八日閲覧］

(2) World Health Organization（融道男・中根允文・小宮山実他監訳『ＩＣＤ-10精神および行動の障害―臨床記述と診断ガイドライン　新訂版』医学書院、二〇一三）

(3) Tyrer P, Mulder R, Kim Y, et al : The development of the ICD-11 classification of personality disorders : An amalgam of science, pragmatism, and politics. Annu. Rev. Clin. Psychol 15 : 481-502, 2019.

(4) Herpertz SC, Huprich SK, Bohus M, et al : The challenge of transforming the diagnostic system of personality disorders. J Personal Disord 31 : 577-589, 2017.

(5) 大野裕「『境界例』の現代的位置づけをめぐって」imago 一（一〇）、五六-六二頁、一九九〇

(6) Nettle D（竹内和世訳『パーソナリティを科学する―特性5因子であなたがわかる』白揚社、二〇〇九）
(7) Mulder RT, Horwood J, Tyler P,et.al : Validating the proposed ICD-11 domains. Personal. Ment. Health 10 ; 84-95, 2016.
(8) American Psychiatric Association（高橋三郎・大野裕・染谷俊幸訳『DSM-5 精神疾患の診断・統計マニュアル』医学書院、二〇一四）
(9) Bach Bo, First MB : Application of the ICD-11 classification of personality disorders. BMC Psychiatr 18 ; 351, 2018.
(10) RamlethRK, Groholt B, Diep LM, et al. : The impact of borderline personality disorder and sub-threshold borderline personality on the course of self-reported and clinician-rated depression in self-harming adolescents. Borderline Personal. Emot. Dysregulation 4 ; 22, 2017.
(11) 山中康裕・森省二「境界例の精神病理」現代のエスプリ「境界例の精神病理」一七五、五―二三頁、一九八二
(12) 笠原嘉・加藤雄一「ホックの偽神経症性分裂病」現代のエスプリ「境界例の精神病理」一七五、三三―三七頁、一九八二
(13) Knight RP : Borderline state. In. Psychoanalytic Psychiatry and Psychology : Clinical and theoretical papers. Ed. Knight RP, Friedmann CR, 1953.
(14) Kernberg O : Borderline personality organization. J Am Psychoanal Asscc. 15 ; 641-685, 1967.
(15) Masterson JF（成田善弘・笠原嘉訳『青年期境界例の治療』金剛出版、一九七九）
(16) Dahl EK, Cohn DJ, Provence S. : Clinical and multivariate approaches to the nosology of pervasive developmental disorders. J Am Acad Child Psychiatry 25 ; 170-180, 1986.
(17) Akiskal HS : The bipolar spectrum-the shaping of a new paradigm in psychiatry. Curr Psychiatry Rep 4 ; 1-3, 2002.
(18) Witt SH, Kleindienst N, Treutlein J, et al. : Analysis of genome-wide significant bipolar disorder genes in border-

line personality disorder. Psychiatr Genet. 24 ; 262-265, 2014.
(19) Herman JL（中井久夫訳『心的外傷と回復』一八一－二〇一頁、みすず書房、一九九六）
(20) Linehan MM（大野裕監訳『境界性パーソナリティ障害の弁証法的行動療法—ＤＢＴによるＢＰＤの治療』誠信書房、二〇〇七）
(21) 新村出『広辞苑　第七版』岩波書店、二〇一八
(22) Bateman A, Fonagy P : Treatment of borderline personality disorder with psychoanalytically orientes partial hospetalization : An 18-month follow-Up. Am J Psychiatry 158 ; 36-42, 2001.
(23) Bateman A, Fonagy P : Randomized controlled trial of outpatient mentalization-based treatment versus structured clinical management for borderline personality disorder. Am J Psychiatry 166 ; 1355-1364, 2009.
(24) Clarkin JF, Yeomans FE , Kernberg OF : Psychotherapy for Borderline Personality : Focusing on object relations. American Psychiatric Publishing, 2004.
(25) Young JE, Klosko JS, Weishaar ME（伊藤絵美監訳『スキーマ療法—パーソナリティの問題に対する統合的認知行動療法』金剛出版、二〇〇八）
(26) Herpetz SC, Zanarini M,Schulz CS, et al. : World federation of societies of biological psychiatry（WFSBP）guidelines for biological treatment of personality disorders. World J Biol Psychiatry 8 ; 212-244, 2007.
(27) McGlashan TH : The Chestnut Lodge follow-up study. I. Follow-up methodology and study sample. Arch Gen Psychiatry 41 ; 573-585, 1984.
(28) McGlashan TH : The Chestnut Lodge follow-up study. Ⅲ. Long-term outcome of borderline personalities. Arch Gen Psychiatry 43 ; 20-30, 1986.
(29) Paris J, Brown R, Nowlis D : Long-term follow-up of borderline patients in a general hospital. Compr Psychiatry 28 ; 530-535, 1987.
(30) Paris J : The treatment of borderline personality disorder on light of research on its long term outcome. Can J

Psychiatry 38（Suppl.1）; 28-34, 1993.

（31）Stone MH, Hurt SW, Stone DK : The PI 500 : Long-term follow-up of borderline inpatients meeting DSM- Ⅲ riteria I. Global outcome. J Pers Disord 1 ; 291-298, 1987.

（32）Stone MH, Stone DK, Hurt SW : Natural history of borderline patients treated by intensive hospitalization. Psychiatr Clin North Am 10 ; 185-206, 1987.

（33）Stone MH : Psychotherapy of borderline patients in light of long-term follow-up. Bull Menninger Clin 51;231-247, 1987.

（34）Gunderson JG, Stout RL, McGlashan TH, et al. : Ten-year course of borderline personality disorder. Psychopathology and function from the Collaborative Longitudinal Personality Disorders Study. Arch Gen Psychiatry 68 ; 827-837, 2011.

（35）Zanarini MC, Frankenburg FR, Bradford Reich D, et al. : Time to attainment of recovery from borderline personality disorder and stability of recovery : A 10-year prospective follow-up study. Am J Psychiatry 167 ; 663-667, 2010.

（36）Zanarini MC, Frankenburg FR, Bradford Reich D, et al : The 10-year course of psychosocial functioning among patients with borderline personality disorder and axis Ⅱ comparison subjects. Acta Psychiatr Scand 122 ; 203-109, 2010

コラム

境界性パーソナリティ障害患者は減ったのか？

近年、「大学病院の精神科外来には境界性パーソナリティ障害患者はほとんどいない」という話が囁かれるようになった。その話を小耳にはさんだ二〇一九年当時、筆者は少なからず驚いた。しかし、その後、筆者が診療している総合病院精神科外来でも、入院施設をもたないという治療環境の限界はあるにせよ、境界性パーソナリティ障害と診断できる患者はめっきり減ったように感じるようになった。やはり、噂は真実なのだろうか。その答を得るためには大規模な疫学調査を待たねばならない。

筆者が精神科医になりたてだった一九八〇年代後半、日本精神分析学会の演題には境界性パーソナリティ障害（ICD-11でいえばボーダーラインパターン）の治療に関するものが多く、議論も活発だった。印象に残っているのは、当時、気のおけない研究室の仲間同士の会話の中で聞いた「米国の患者のように自動車の横転事故やアクロバティックな性行為などの激しい問題行動を繰り返すような人は日本では現実検討（現実感覚）が悪すぎるから、むしろ統合失調症を疑った方がいい」、あるいは、「同じような心の構造を持っている人は、日本では激しい問題行動よりも、ひきこもりとして事例化するのではないか」というような発言だった。つまり、社会とパーソナリティ病理の表現型との関係性についての議論だった。それは、いみじくもフロイトが指摘していることでもあった[1]。

境界性パーソナリティ障害という診断名は、一九八〇年に刊行されたDSM-Ⅲ[2]で初めて登場したが、大野[3]によれば、その後に刊行されたICD-10[4]の編纂会議でも、社会とパーソナリティ病理の現れ方が議論されたという。すなわち、ヨーロッパの精神科医たちは「衝動的で激しい自己破壊的行動を繰り返す患者はほとんどいない」と主張して、ICD-10に境界性パーソナリティ障害の診断名を組み込むことに反対した。結局、それは「情緒不安定性パーソナリティ障害」の下位分類の「境界型」に位置づけられることになったが、それほど時を待たずして、ヨーロッパでも激しい行動化を繰り返すパーソナリティ障害患者が社会問題化するようになり、その治療研究に多額の予算が割り当てられるようになったという経緯があった。つまり、そもそも、境界性パーソナリティ障害は、「行動障がい」を特徴としているために社会問題として着目されたのである。

心の構造（オーガニゼーション）と環境

O・カンバーグは「境界性パーソナリティ構造（Borderline Personality Organization：BPO）」という、心の構造に関する概念を提唱した[5]。彼によれば、BPOを有する人の特徴は、第一に自我の脆弱性にあり、それは不安耐性の低さ、衝動制御の悪さ、昇華経路の欠如などで示される。第二の特徴は、スプリッティングや投影性同一化に代表される原始的心的防衛機制が優勢であることである。それ故、BPOを有する人たちは、慢性的で漠然とした不安や空虚感が持続し、それを防衛するために汎神経症症状、嗜癖や倒錯、軽躁、妄想などが認められることがあるという。

当然ながら、カンバーグのBPO概念と境界性パーソナリティ障害（BPD）の診断はイコールでは結べない。筆者が臨床経験から学んだことは、その人たちの心の構造にBPOが認められたとしても、彼らが社会生活や家庭生活に大きな支障を感じずに暮らしている期間が少なからずあり、ましてや境界性パーソナリティ障害と診断されるような事態を惹き起こすとは限らないということである。

こころの構造を表すオーガニゼーションについて、筆者は、化粧ポーチのようなイメージをもっている。こころには、数多の、さまざまな特徴をもったオーガニゼーションが存在していて、それらのオーガニゼーションはそれぞれ影響を及ぼし合いながら、こころの全体の調和をはかろうとしているような気がしている。つまり、こころの構造はストラクチャー（structure）と呼べるような固定したものではなく、もっと動的（あるいは力動的）なものであるように感じている。たとえば、環境が彼らのオーガニゼーションを支えることもあれば、バランスを壊すこともある。あるいは、環境の変化によって、背景に位置していたオーガニゼーションが前面に出て情緒や行動を支配することもあるように思う。

だからこそ、激しい自傷行為を繰り返していた境界性パーソナリティ障害患者は、治療者との治療関係がまがりなりにも構築されると自傷行為をしなくてすむようになり、治療者が彼らから少しでも目を離したと感じた途端に、文字通り「手を切って」見せるのではないだろうか。

病者の「先見性」

筆者が精神科医になりたての頃、慢性期病棟に入院していた統合失調症患者から「お礼に三億電子マネーをあげる」と言われたことがあった。その患者は日々の煙草銭をやりくりして暮らしているような現実検討も持っている人だった。この例のように、統合失調症患者の病的体験には時代の先を読んでいるものが少なくないように感じている。当時は「電子マネー」など、誰も現実になるとは考えもしなかった。

境界性パーソナリティ障害患者が見せる激しい問題行動や相手の弱みをえぐるような攻撃的批判や非

難は、以前の日本では際立っていた。だが、いまや、煽り運転や自動車道でのカーレースなどの危険な自動車走行や、ソーシャルネットワーク（ＳＮＳ）上での舌鋒鋭い誹謗中傷などが日常化している事実が示唆するように、社会は「ボーターライン」化している。そんな社会では、境界性パーソナリティ障害という存在は、都会の雑踏に紛れてしまった、かつての知人のようなものなのかもしれない。

［文献］

（1）衣笠隆幸「パーソナリティ障害は減少しているのか」精神医学六一、一三八－一四一頁、二〇一九
（2）American Psychiatric Association : Diagnostic and statistical manual of mental disorders.（3rd edition）. American Psychiatric Association, Washington DC, 1980.
（3）大野裕「『境界例』の現代的位置づけをめぐって」imago 一（一〇）、五六－六二頁、一九九〇
（4）World Health Organization : The ICD-10 classification of mental and behavioural disorders clinical descriptions and diagnostic guidelines, 1992.（融道男・中根允文・小見山実・岡崎祐士・大久保善朗監訳『ＩＣＤ-10 精神および行動の障害―臨床記述と診断ガイドライン』医学書院、一九九三）
（5）Kernberg O : Borderline personality organization. J Am Psychoanal Assoc 15 : 641-85, 1967.

第3章　解離症とヒステリー

はじめに

解離症（dissociative disorder）の診断と分類は、国際診断分類が改訂されるたびに変更が加えられている。しかし、その変更は、実証研究に基づいて行われているというわけでもなく、専門家の同意によるものと解される。そのことは、この疾病の「つかみどころのなさ」を表しているようにも感じられる。最新の世界保健機関（World Health Organization：WHO）による診断分類ICD-11[1]では、とうとう、そのひとつ前の版（ICD-10）までは、「解離・転換性障害」の診断名として登場していた「転換（conversion）」という術語が消えた。この「排除」には、近年の操作的診断分類全般と同様の意図が働いているように感じた。つまり、本人が意識していない「無意識」まで類推して診断することは（ある程度の臨床経験がないと）できないし、そのような「診断」は科学的ではないというものである。しかし、この改訂は、「転換」という術語と共に、S・フロイトが提示した概念の「転換」に含まれる含蓄や、長年かけて蓄積されてきた精神医学の臨床知見までも忘れ去られてしまうようで、残念に思った。

本章では、以上のような筆者の思いを背景として、解離症について「意識」の障がいととらえて概説し、死語となりつつあるヒステリーについても触れたい。

Ⅰ　解離性もうろう状態の概念

臨床場面や学術論文などで「もうろう状態」という術語がその本来の意味ではなく、日常用語としての意味と混同して用いられている場面を見聞きすることがある。そこで、本項では、「もうろう状態」の概念について確認しておきたい。

そもそも、精神医学における意識（consciousness）の概念は、主観心理学に基づく側面と、一般臨床医学におけるような客観的・生物学的な側面がある。後者の例では、種々のスケールで評価される意識混濁（明識困難～昏睡）があげられ、その指標となるのは見当識や記銘力が保たれていることや、刺激に対する反応から推しはかるような覚醒度などである[2]。

一方、前者の主観心理学の立場からは、ヤスパースによる「ちょうど今の精神生活の全体が意識である」という定義が知られている[3]。彼は「比喩的に考えると意識とは舞台のようなもので、そこへ精神現象が一つひとつ現れては消える。あるいは媒質、メディウムのようなもので、その中で各精神現象が動いている……」と述べている（傍点は文献（3）に準ずる）。

一般的に、精神医学における意識の障がいは、意識混濁（舞台が暗くなった状態）、意識狭窄（舞台が狭くなった状態）、意識変容（舞台の中心ではなく別の方向（刺激）に注意が向いている状態）に大別さ

れる。つまり、意識混濁と意識狭窄は意識の量的な変化、意識変容は意識の質的な変化である。[2・3]

さて、もうろう状態については、ヤスパースによる記述が引用されることが多い。それによると、もうろう状態の特徴とは、意識混濁や茫然状態や散乱がはっきり現れることなしに「意識別化」が現れることである。意識別化の状態とは、時間的な境界がはっきりしており、その持続は数時間～数週間にわたるものので、この状態での行動は一見整然としているように見えるものの、その人の普段の精神内容から解き放たれたように、まったく無縁で無関係で、時として脱抑制による暴力行為や自殺企図におよんだりする。このようなまた、不安や不機嫌などの異常な情動、幻覚、妄想などが認められることもある状態を指す。このような「意識別化」を呈するもうろう状態から醒めた患者は、その状態での行為や情動などについてまったく追想できないか、脱漏の多い追想しかできず、その状態について話して聞かされても、他人事のようにしか受けとめられないという。[3]

解離性もうろう状態は、心理的な要因を背景として、「意識別化」をベースに、意識混濁はなく、意識の狭窄と変容を呈する病態と考えられている。[2・3] いわば、患者は意識野の隅々まで見通せず、ただひとつのスポットライトに誘導されたかのように夢想し行動しているようなものなので、被暗示性は高まりやすく、そのことによって意識の変容がもたらされると考えられる。

このような状態は、最新のアメリカ精神医学会による診断分類DSM‐5[4]に照らすと、解離症群の下位分類である解離性同一症（dissociative identity disorder）における「他とはっきりと区別されるパーソナリティ状態」の出現にあたる。「パーソナリティ状態の交代」とは「自己感覚および意志作用感の突然の変容または不連続」を意味しており、ここでいう「パーソナリティ」はその人間の存在の在り方を包括するようなパーソナリティ概念とは異なるもので、むしろ「別の意識状態」と考えるべきである。

通常、「交代するパーソナリティ状態」で体験した記憶は、他の「パーソナリティ状態」とは共有されない。その意味では、このような解離性もうろう状態でみられる健忘は、いわゆる「忘却」ではなく、記憶の「隠蔽」あるいは「回避」の意味合いがある。言い換えれば、隠蔽あるいは回避された記憶が病因として作用している。そして、この病因は、何らかの心的外傷体験、あるいは外傷性の記憶であると考えられている[4]。

ちなみに、「もうろう」の意味を辞書で引くと[5]、「①おぼろなさま。かすんで暗いさま。②物事の不分明なさま。『――とした影』。③意識が確かでないさま。『頭が――とする』」とある。日常場面で私たちは、「もうろう」という言葉を、「ぼんやりとした表情をして、声かけへの反応も鈍く、意識がおぼろげな状態」に対して使うことが多い。しかし、解離性もうろう状態では、普段とは「人が変わった」ように映ることはあっても、一見、意識はハッキリしているように見え、他者との応答もできる。一方、声かけにも応じず、視線を動かすこともなく、おそらくその眼差しは何も見ていないだろうと思うような放心状態については、解離性もうろう状態ではなく、解離性昏迷状態を呈していると考えた方が適切である。

Ⅱ　意識野の狭窄と解離

前述したように、解離性もうろう状態は、意識野の狭窄と変容を特徴とした意識状態である。この「意識野の狭窄」と「解離」という術語を最初に用いたのは、ジャネだと言われている[6]。

ジャネは、一九世紀末から二〇世紀初頭にかけて、暗示や催眠療法を用いた「実験的手法」によって、数多《あまた》のヒステリー患者の治療に携わった人物である。

この時代のヒステリーは、明確な疾病単位としてではなく、多彩な症状から成る症候群としてとらえられていた。その症状の代表的なものだけ挙げても、失神、昏迷、もうろう状態、管状視野、知覚鈍麻あるいは過敏、ヒステリー球、四肢麻痺、カタレプシー（蝋屈症）、失声、失立、失歩、非てんかん性けいれん発作、後弓反張など、実に多彩である。ヒステリー球という術語はＤＳＭ-５でも奇跡的に生き残っている。これは、「喉に丸い球のようなものが詰まっている」ような違和感をさすが、時には、それに加えて息苦しさや喉の痛みなどの訴えが加わり、現在でも頻度の高い症状である。また、後弓反張とは、腹臥位の姿勢でエビのように全身を反らせる発作で、この発作の最中に声をかけても患者は反応しないにもかかわらず、患者は注目されることにより症状を長引かせるような、被暗示性の亢進を示す。こちらは、三〇年ほど前の精神科臨床場面ではよく目撃されていたが、最近はなぜかあまり目にしなくなった。

これらのヒステリー症候群は、古典的には、①意識障がいを主とする「解離型（dissciative type）」、②運動・知覚障がいを主とする「転換型（conversion type）」、③退行した言動が前景に立つ「退行型（regression type）」とに大別されていた[2]。しかし、たとえば、ＤＳＭ-５では、これらのヒステリー症候群は、その診断を解体するかのように、「解離症群（dissociative disorders）」と、「身体症状症および関連症群（somatic symptom and related disorders）」の中の「変換症／転換性障害（conversion disorder）〈機能性神経症状症（functional neurological symptom disorder）〉」などの診断分類に振り分けられることになる。

さて、ジャネは、このようなヒステリー症状を「パーソナリティから分離して自律的に生活し、発達する断片（意識下固定観念）の存在」と結びつけて考えた。すなわち、彼は、ヒステリー患者では心的エネルギーの低下によって「意識野の狭窄」が生じ、そのために現象の全部を認知できず、現象の一部は決定的に犠牲にされて切り捨てられるが、これはタコやトカゲのするように一種の自己切断であり、切り捨てられた現象は主体の意識を離れて独自の発展をする、という理解に至った[7]。ジャネは、その著書『心理学的自動症』の中で、このような心理的統合不全を「解離」と呼び、これらの「断片」が過去の外傷体験に起因していることを数々のヒステリー症例で明らかにした[8]。

たとえば、リュシーと呼ばれた一九歳のヒステリー女性患者は、催眠による夢遊状態の中で暗示を繰り返しかけられるという治療によって、けいれんに続く幻覚発作や頭痛などのヒステリー症状が徐々に消退していった。その過程でアドリエンヌと名乗る「別のパーソナリティ」あるいは「別の意識状態」が現れるようになり、リュシーが誰かとお喋りに興じている最中でも、アドリエンヌは同時に、背後からのジャネの暗示に従って目の前の紙に文字を書いて応じるようになった。その時、リュシーは自分が文字を書いていることはまったく意識できていなかった、あるいは知らなかった。つまり、「自動書記」現象がみられた。このような自動書記は、夢遊状態の時ではなく、リュシーがごく自然に振る舞い、周りの人たちから何の暗示を受けることもなしに、その人たちとお喋りをしている時であって、自動書記が行われている時にも、彼女の表情にそれによる変化はなく、お喋りが滞ることもなかった。治療が進むと、アドリエンヌは暗示に抵抗するようになり、ただ「恐い、恐い」と書くだけになった。繰り返される幻覚の中では隠れた男性たちが何らかの役割を演じていたが、それ以上の説明はなされないままだった。ジャネは直観的に

「ヒステリー発作を起こしているのはリュシーではなく、アドリエンヌの方だ」と考え、その恐怖の意味をアドリエンヌに質《ただ》した。すると、アドリエンヌはヒステリー発作の起源となる、七歳の夏の夜に遭遇した恐怖体験を詳細に語った。しかし、リュシーには詳細な記憶はなく、七歳の時に何か激しい恐怖を体験して重い病気にかかったことを漠然と記憶していただけだった。治療によって病状が改善されていくと、催眠へのかかりやすさや被暗示性も同時に減弱していったという[9]。

リュシー（アドリエンヌ）の「幻覚」発作は、現代的には「フラッシュバック」といえるものかもしれない。「意識の二重化」という現象について、ジャネは、「通常の自我から遊離した、さまざまな未知の心理現象が集合し新しい一つの統合体を形成し、それが人格という外観を呈しているのではないか」と述べている[9]。そして、「それは、それなりの体系を構成している以上、無構造な『無意識（unconsciousness）』と呼ぶべきではなく、むしろ低次にある意識という意味で『下意識（sub-consciousness）』と呼ぶべきだ」と主張した[7・9]。

エレンベルガーは、その著書『無意識の発見』（一九七〇）[6]の中で、ユングがジャネの論文を頻繁に引用していたことを記し、「ユングが人間心性を幾つかの下位パーソナリティ（ジャネの言う『同時に存在する心理的実態群』（existances psychologiques simultanees にあたる）を含むものととらえたところに『心理自動症』の影響をみることができよう」と指摘している。そして、「ジャネが一大学派の始祖になるだろうと考えていたが、種々の不運によって、彼は徐々に時代の主流からはずれていった」と記した。エレンベルガーはジャネの業績を「ポンペイのごとく灰殻の下に埋もれた大都市」に喩え、「埋もれた都市の運命は、すべてどう転ぶか不明なものである。永遠に埋もれているかもしれない。盗掘者が略奪しながら在りかを隠しておくかもしれない。しかし、また、ひょっとすれば或る日発掘され、生き返るかもしれない」と述べた。まさに、心的外傷とその影響が着目される現代において、ジャネの業績は再評価されるにふさわしい。

ちなみに、ジャネは、アドリエンヌが前景に現れなくなった後でも、患者リュシーの中にアドリエンヌが「生きている」ことを見出していた[8]。おそらく、解離性もうろう状態で現れる「別の意識状態」、あるいは「交代するパーソナリティ状態」は、たとえそれが前景に現れなくなったとしても、消えてなくなったわけではないのだろう。その意味では、治療の目標は、必ずしも「異なる意識状態」や「交代するパーソナリティ状態」の統合ではないような気がしている。

筆者が診療した、「異なる意識状態」や「交代するパーソナリティ状態」をもつ患者の多くは、ジャネが指摘したように低エネルギー状態（疲弊あるいはうつ状態）を呈していた。そのため、筆者は、休養方法について相談し、時には抗うつ薬などの薬物療法などを併用してエネルギー状態の回復を待ちながら、患者が自身の中に異なる「意識状態」があることを認識し、それを恐れ過ぎず（それも自分なのだから）、協調して生きていこうとする態度をもてるようになることを援助するようにしている。そうすると、おのずと、「意識状態」はそれほど揺れずに済むようになることが少なくないように感じている。その意味では、解離が精神症状として発現した時には、患者は精神と身体のバランスを大きく崩し、一人の人間として「調和」がとれなくなっていて、その治療とは患者が新たな「調和」を見つけ出すのを手助けすることであるような気がしている。ただし、患者を取り巻く環境が未だに外傷的なものであれば、患者の回復への道のりは険しい。その場合、治療は安全な環境を確保するようなケースワークが必須となる。

Ⅲ　フロイトとジャネ

ジャネと同時代に生きたフロイトは、初めは、ヒステリーとその治療に関するジャネの見解に賛意を示していた。フロイトは、論文「ヒステリー現象の心的機制について」（一八九三）の中で、「……きわめて顕著な意識の分裂があらゆるヒステリーに、痕跡的な形においてであっても存在しており、この解離の傾向、したがってわれわれが『類催眠状態』という名のもとに総括しようと考えている異常な意識状態の出現を招く傾向こそが、この神経症の根本現象なのである……われわれのこの見解はビネおよびジャネのそれと一致している(10)」と述べて、フロイト以前のジャネの研究を認めていた。しかし、エレンベルガーによると、その後、フロイトはジャネに対する批判を募らせていく。一九一三年、ロンドンの学会で、ジャネは意識下固定観念とカタルシス療法の優先権を主張したが、それに対して、フロイトの高弟であるアーネスト・ジョーンズは公開の場でジャネを嘘つき呼ばわりしたという(6)。前述のフロイトの論述からすれば、筆者には、「嘘つき呼ばわり」はいくら何でも行き過ぎているように感じる。

フロイトの伝記によると、フロイトの最晩年である一九三七年三月、ジャネからフロイトを訪問したいという申し出があった際に、フロイトは高弟であり心の友だったマリー・ボナパルトに「私はジャネには会いません。彼が精神分析学及び私個人に対し、不正な振る舞いをし、決してそれを改めなかったことを、私は非難しないわけにはゆかぬのです」と語ったという(11)。

周知のように、フロイトは解離の概念を発展させることなく、抑圧を中心としたヒステリーの病因論を提唱した。それは、結果的に、「意識」よりも「無意識」を際立たせ、そして、「意識」状態の異常よりも、内的な葛藤や幻想を身体症状へと「転換」する患者像を描き出すこととなった。

Ⅳ　ヒステリーの死語化

「ヒステリー」という術語はＤＳＭ-Ⅲ[12]から「神経症」の語とともに採用されなくなり、ＩＣＤ分類でも同時期から姿を消した。

この背景には、操作的診断分類の編纂に対する方針変更があった。その事情は、医療文化人類学者のヤング（一九九五）[13]によると、次のようだったという。

ＤＳＭ分類の初版（一九五二）と第二版（一九六八）の編纂者はマイヤーだった。彼は、「精神障がいを生物的－心理的－社会的な要因の統合体としての個人が、その個人特有の生活歴にもとづいて示す不適応反応として捉えようとする」精神生物学派の始祖として知られており、精神分析の始祖であるフロイトを米国での講演に招聘した人物でもある。[14]彼が手がけた診断分類体系はたぶんに力動的だった。そして、それゆえにか、一般的には受けいれられなかった。そこで、アメリカ精神医学会は新たにスピッツァーを実務作業班の長に任命し、彼のもとに新たに集められた、（フロイトではなく）クレペリンの記述的診断分類に知的ルーツをもつ研究者たちが集められ、作業が進められた。その結果、一部の例外を除いて病因は問わず、症状リストのチェックによる新たな分類が完成した。それは「無意識を射程におさめるＤＳＭ-Ⅱの言語をことごとく追放」したもので、その中にはヒステリーも含まれていた。

スピッツァーは、フロイトがヒステリーをはじめとした神経症を、現実検討が損なわれていない個人が示す苦痛な症状を記載するための「記述的用語」として用いる一方で、無意識的葛藤の防衛の結果として症状が形成される「病因論的過程」としても用いていた、と批判した。

このようなDSM-Ⅲは、そのフィールド・ワークによる診断の一致率という意味における「信頼性」と「妥当性」に基づいて得られた品質を武器に、いまや、異なる理論や臨床経験を有する精神科医が「異文化間の仲介語（リングア・フランカ）」として使える診断分類として広く流通するようになり、現在のDSM-5へと連なった。

こうして、DSM-Ⅲでお払い箱となった、ひとつの症候群を表す術語としてのヒステリーの起源は、古代エジプト時代にまで遡ることができるという。[15] ヒステリーの語源はギリシャ語の「子宮」に由来し、古代ギリシャ・ローマ時代にはその名が示す通り、「体内で子宮が動めく婦人病」と考えられていた。中世にはヒステリーのさまざまな徴候は、体内を徘徊する子宮に悪魔が宿ったためとみなされ、魔女狩りのはげしいルネッサンス時代には魔女として犠牲になった女性ヒステリー患者が相次いだという。[15] しかし、その一方で、一九世紀末には、ヒステリーの症例研究で一世を風靡したシャルコーによって、男性例が珍しくないことが報告されてもいる。[11] さらに、第一次大戦後には、ヒステリー症状を呈した帰還兵の治療に取り組む精神科医たちによって、ヒステリー症状を呈するのは女性とは限らないことが決定的なものとなった。[16] 当時、それは戦争神経症などと呼ばれていたが、現代的には心的外傷後ストレス症（Post Traumatic Stress Disorder：PTSD）に相当する。かくして、ヒステリーは、その語源とはそぐわないことが明らかになった。

しかし、日常用語としてのヒステリーは、いまだに、「ヒスを起こす」「ヒステリックに騒ぎ立てる」など、「感情的な興奮状態を呈した女性」を侮蔑的に指す傾向がある。このことも、ヒステリーが精神医学用語から姿を消した一因だといわれている。

また、精神医学術語としてのヒステリーは、症候群をさす場合と、パーソナリティ傾向、あるいは心的防衛機制を指す場合とがあり、この混乱も、ヒステリーという術語が積極的には使用されなくなったことに関連しているかもしれない。

V 転換ヒステリー

ジャネが提示したヒステリー症例の背景に心的外傷が存在していたのに比して、フロイトが提示した転換症状を呈したヒステリーでは必ずしも心的外傷が明らかとはいえない。ここでいう心的外傷とは、現代的なPTSD概念の診断要件とされるような「生命の危険」に関わるような出来事によって生じた心的外傷をさしている。

フロイトは、論文「制止、症状、不安」(一九二六)の中で、ヒステリーにみられる心的機制を強迫症やパラノイアにも拡大して論じ、「……症状があると、何らかの働きに障害をもたらすが、この障害を被ることによって超自我の督促を緩和させたり、外界の要求を退けることができる……したがって、症状は次第に重要な利益を代表するものとみられ、自己主張にとって価値あるものとなり、次第に自我と慣れ親しんで自我にとって欠くことのできないものになる」[17]と述べ、一次疾病利得(primary gain from illness）、二次疾病利得（secondary gain from illness）という概念を提唱した。ひらたくいえば、一次疾病利得とは、無意識的葛藤を抑圧して症状に転換することによって得られる「こころの平安」という利得と説明できる。また、二次疾病利得とは、症状形成によって得られる利得、すなわち、義務や責任からの放免、あるいは対人関係や経済的な恩恵などをさし、これらは「自己愛的な満足」をもたらす。そのため、しばしば、これらの疾病利得は治療抵抗として作用する。たとえば、それまで仕事の忙しさを言い訳にして妻に無関心だった夫が、妻が「病気」になったことで家に居る時間が長くなり、病院にも毎回付き添わざるを得なくなった、という例で、治療者は二次疾病利得というアイデアが浮かんだ場合、いきなり「利得」を剥奪するような対応をするのではなく、疾病に至った低エネルギー状態を回復させるような治療的な試みが軌道に乗った後、ゆっくりと、「疾病の力を借りてまで解決したかった不満」について患者が考えられるように援助することが大事であるように思う。

フロイトが指摘した疾病利得として得られた「こころの平安」や「満足した態度」について、ジャネは「満ち足りた無関心（美しき無関心）la belle indifférence」と呼んだ[18]。それは、臨床家がしばしば患者の中に見出す、患者自身の身体症状に対する他人事のような冷静さや無関心の態度をいう[19]。

ところで、ICD-11でその診断名が消えた「転換」は、二〇一三年に刊行されたDSM-5では「変換症／転換性障害（機能性神経症状症）Conversion Disorder（Functional Neurological Disorder）」という診断名としてからくも生き残ったが、筆者には、いずれは「機能性神経症状症」に移行することを暗示しているように思えた。

その「診断を支持する関連特徴」を説明する文中には「美しき無関心は変換症に関連づけられてきたも

のの、変換症に特異的ということではなく、診断を下すために用いるべきではない」という記述があるが、これは正しい。なぜなら、美しき無関心や疾病利得という概念は、診断に用いられるものではなく、治療過程においてこそ、治療者の理解を支える有用な概念だからである。

最後に、二〇年ほど前に治療した症例について述べ、読者の理解の一助にしたい[20]。

彼女は母親の一周忌が終わって自宅に帰った、ちょうどその時に激しい頭痛と視野の異常に気づいた。複数の大学病院で多発性硬化症などの器質的疾患を疑われて検査が繰り返された。当時、筆者が勤務していた病院の神経内科病棟に入院したが、症状には動揺性がみられるようになり、また、ヒステリーでよくみられる管状視野が認められた。結局、脳神経内科の疾患は否定され、となれば、「心因性かもしれない」と言われて、彼女は精神科受診を勧められた。彼女は精神科受診について屈託がなく、症状を何とか治したいという切迫した感じもなく、奇妙なほど明るい調子で、「症状は以前かかった髄膜炎の症状に似ているかもしれません」と述べた。しばらく、そんな調子で、通院は続けられた。「美しき無関心」と呼べる彼女の態度は、話が亡くなった母親のくだりになると、次第に減衰し、彼女の表情は暗いものになっていった。「そこに、彼女の苦悩の核心があるかもしれない」と推察されたため、より慎重に、せかさずに、傾聴していく必要性を感じた。彼女によると、母親は厳しい人で、彼女が男性と何処かに出かけるだけで、「そんなことは不良のすることだ」と厳しく叱責したという。そのため、彼女は母親に言われた通りの人生を歩んできたが、母親が亡くなる少し前から男性と交際を始めて、亡くなって半年ほどしてから同棲するようになっていた。彼女は「母親が生きていたらこんなことは決して許されなかったでしょう」と語り、涙を流した。そうして、ゆっくりと、行きつ戻りつしながら、少しずつ、自分の気持ちを整理していった。彼女が語ったところによると、母親の生前、彼女は母親の「いい子」を演じることで一種の満足感を得ていたが、その反面、「母親から逃れて自分らしく生きたい」という気持ちをもち、母親の死が近づいた時、その死を秘かに願ったこともあったと告白した。母親の一周忌が終わり、「これで母親の目を気にせずに好きな男性と結婚できる」という考えが浮かんだ瞬間、彼女は激しい罪悪感に襲われたという。おそらく、彼女はその気持ちに耐えられなかったのだろう。時を移さず、身体症状が出現するに至った。そして、彼女の症状は治療的な語りの中で軽快していった。

おわりに

本章では、「意識」の障がいとしての解離から始まり、古典的なヒステリーの概念に寄与したフロイトとジャネの仕事に触れ、疾病利得や美しき無関心などの概念について概説した。古典的なヒステリーは、疾患単位というよりも、症候群としてとらえられ、臨床研究が積み重ねられていった、その途上で、国際的な診断分類から「排除」された。代わって、解離症や変換症などの診断が用いられるようになっており、疾患単位として語られている。しかし、個人的には、古典的なヒステリーの概念から学ぶべきところは少なくないように感じている。

［文献］

（1）World Health Organization : ICD-11 International Classification of Diseases 11th Revision The global standard for diagnostic health information, 2020.（https://icd.who.int/en）［二〇二二年九月一〇日閲覧］

（2）大熊輝雄『現代臨床精神医学　改訂第七版』金原出版、一九九七

（3）Jaspers K : Allgemeine psychopathologie. Julius Splinger, Berlin. 1913.（西丸四方訳『精神病理学原論』みすず書房、一九七一）

（4）American Psychiatric Association : Diagnostic and Statistical Manual of Mental Disorders 5th ed.（DSM-5）. American Psychiatric Press, Washington, D.C. 2013.（高橋三郎・大野裕監訳『ＤＳＭ-５精神疾患の診断・統計マニュアル』医学書院、二〇一四）

（5）新村出編『広辞苑　第七版』岩波書店、二〇一八

（6）Ellenberger HF : The Discovery of the Unconscious : The history and evolution of dynamic psychiatry. Basic Books, New York, 1970.（木村敏・中井久夫監訳『無意識の発見―力動精神医学発達史』上下、弘文堂、一九八〇）

（7）Janet P : L' automatische psychologique. Librairie Felix, 1889.（松本雅彦訳『心理学的自動症』みすず書房、二〇一三）

（8）P・ジャネ（松本雅彦編・訳「第三章　症例リュシー」『解離の病歴』みすず書房、二〇一一）

（9）松本雅彦「訳者解題」『解離の病歴』みすず書房、二〇一一

（10）S・フロイト（懸田克躬訳「ヒステリー現象の心的機制について」『フロイト著作集７』人文書院、一九九四）

（11）Jones E : The Life and Work of Sigmund Freud. Basic Books, 1961.（竹友安彦・藤井治彦訳『フロイトの生涯』紀伊國屋書店、一九九〇）

（12）American Psychiatric Association : Diagnostic and Statistical Manual of Mental Disorders 3th ed（DSM-3）. American Psychiatric Association, Washington DC, 1980.

(13) Young A : Harmony of illusions. Princeton University Press. 1995.（中井久夫・大月康義・下地明友・他訳『PTSDの医療人類学』みすず書房、二〇〇一）
(14) 牧田清志「マイアー」『新版精神医学事典』弘文堂、一九九三
(15) 大原貢「ヒステリー」『新版精神医学事典』弘文堂、一九九三
(16) Fairbairn WRD : The repression and the return of the bad objects (with special reference to the "War Neurosis"). 1943.（相田信男監修／栗原和彦編訳「第3章　抑圧と悪い対象の回帰（特に「戦争神経症」をめぐって）」『対象関係論の源流―フェアベーン主要論文集』遠見書房、二〇一七）
(17) S・フロイト（井村恒郎訳「制止、症状、不安」『フロイト著作集6』人文書院、一九九四）
(18) 濱田秀伯『精神症候学』弘文堂、二〇〇六
(19) Shapiro D : Neurotic Styles. Basic Books. 1999.
(20) 平島奈津子「転換型ヒステリー」こころの科学八四、六八―七一頁、一九九九

コラム

イマジナリー・コンパニオンと少女の成長

精神分析的な映画評論には、普遍的な発達課題の反映として映画をとらえる切り口がある。その手法を用いると、今回ご紹介する映画「幸せの1ページ」（原題：Nim's Island）は、前思春期の少女の成長を描いたものとして観ることができるかもしれない。

物語には「（空想上の双子とでも呼べそうな）一対の少女」が登場する。一人は母を亡くし、生物学者の父と二人きりで南の孤島に住む少女ニム（アビゲイル・ブレスリンが演じている）、もう一人は都会に住み、年齢と身体はすでに成人ながら、心は未だ少女のままのアレクサンドラ（ジョディ・フォスターが演じている）である。アレクサンドラは「外の世界は不潔」であるという信念をもち、自宅前のポストに手紙を取りに行くだけでも勇気をふり絞らなければならない外出恐怖症のために、自宅にひきこもっていた。その一方、彼女はアレックス・ローバーという男名のペンネームで、同名の主人公が活躍する冒険小説シリーズを発表する作家でもあった。そして、ニムはその小説の熱心な愛読者だった。アレクサンドラ同様、ニムも島という我が家に閉じこもり、動物たちと会話し、冒険小説に興じていて、「かのような（as if）」世界に生きる、成長がとまった少女だといえなくもない。そのような彼女たちが再び成長の時計の針を進めるために必要だったのは、本物の冒険と勇気だった。その詳細については、ぜひ、映画をご覧いただきたい。

少女が大人の女性に成長――すなわち、女性性の確立を含めたアイデンティティを確立――するためには、内なる男性性と女性性との統合が課題のひとつになるように思う。当初、アレクサンドラは内なる男性性を未だ統合できず、小説の主人公のアレックスをイマジナリー・コンパニオン（Imaginary companion　空想上の仲間）としていた。彼女にとって、アレックスは彼女にしか見えない存在で、もう一人の自分であり、たった一人の親友だった。

イマジナリー・コンパニオンとは、通常は児童～前思春期の発達過程で一過性に現れる必ずしも病的とは呼べない解離現象で、当事者はそれを空想の産物と知りながらも「イキイキとした他者」として体験するものの、第三者からみれば実態のない一種の幻覚である。

映画の中で、イマジナリー・コンパニオンのアレックスがアレクサンドラに別れを告げたのは、冒険の荒波を無事乗り越えた後だった。彼女たちにとって、イマジナリー・コンパニオンや冒険は「理想化された父親」を象徴していたように思う。つまり、この物語の展開は、しばしば実際の症例が「理想化された父親」との同一化を通して、内なる男性性を自らのパーソナリティに統合していく過程に一致していて、興味深い。ともあれ、「少女」たちの成長の物語は一ページ目を開いたばかりであり、映画の邦題はそれをよく表現している。

第4章　女性のこころとからだ
――性ホルモンとの関連に着目して――

はじめに

こころは、どこにあるのだろうか。

ある人は、「脳にある」と言うかもしれないが、果たして、そうだろうか。

確かに、脳は記憶し、思考し、からだの働きをコントロールしている。しかし、心臓を移植された人が元の心臓の持ち主の記憶を宿していたという御伽話のような話を聞いたことがある。もっと身近な例をあげれば、ストレスフルな体験をした時に、きまって胃がシクシクと痛む人もいれば、首や背中が板のように硬くなって往生する人もいる。つまり、誰もが長年月かけて作り上げたからだのクセを持っている。そして、それは往々にして、こころとも関連をもつ。その意味では、こころは、からだに包含された、目に見えない複雑なネットワークのようなものではないだろうか。からだが失われた時、こころがたましいとして生き延びるかどうか見当もつかない。私たちは自分のこころについて何も知らない。寝食が満たされた私たちは、自身のこころに惑わされることが多い。

一方、私たちは普段、こころに比べて、からだのことには無頓着で、何の不思議も感じていない。しかし、ひとたび、からだが不調を来すと途端に、自分のからだについて何もわかっていないし、思い通りにもならないことを思い知る。その意味では、からだは実体をもっている点でこころと異なるが、やはりこころと同様、からだも一種のファンタジーとしての側面をもつ。

本章では、女性のこころとからだの特徴や関連について、性ホルモンの影響に絞って概説し、読者の臨床や暮らしの一助になればと思う。

Ⅰ　月経のしくみと、その影響

日常会話の中で「月経（menstruation）」という言葉が避けられ、婉曲的な表現で語られるのは、世界共通の現象だそうである[1]。確かに、日本でも「月経」ではなく「生理」と呼ばれることの方が普通かもしれない。ちなみに、この「生理」とは「女性の生理現象」の略だが、こうした表現は世界でも珍しいらしい[1]。しかし、いまや、月経について「もっとオープンに語ろうよ」というムーヴメントが起こっているのだと、企業で働く知り合いの保健師に教わった。それを聞いて、私は、月経が女性の心身の健康に大きく関わっていることを多くの人たちが学び始めた、ということの現れであるように感じた。

いうまでもなく、月経は女性特有のものであり、初経（人生で初めての月経）は、その女性の身体が妊娠可能な状態にまで成熟した証しである。月経は、妊娠しなかった場合に起こる、妊娠の準備状態として肥厚した子宮内膜が不用なものとして剥がれ、血液や内分泌液などと共に体外に排出され、その一部は卵巣から腹腔内へと逆流するという周期的な現象である。その周期（月経開始日から次の月経開始日までの期間）は、日本産婦人科学会では、二五日～三八日の範囲で、その変動はプラスマイナス六日であれば正常であると定めている。(2)

月経周期をつくり出す子宮内膜の変化は、卵巣から分泌されるエストロゲン（卵胞ホルモン）とプロゲステロン（黄体ホルモン）の作用によって起こる。さらに、これらのホルモンはそれぞれ、脳下垂体から分泌される卵胞刺激ホルモン（FSH）と黄体化ホルモン（LH）によってコントロールされ、さらにFSHとLHの分泌は視床下部から分泌されるゴナドトロピン放出ホルモン（GnRH）によってコントロールされる。一方、エストロゲンやプロゲステロンの量はフィードバックされて中枢のホルモン量をコントロールする。

具体的には、月経が始まってから排卵が起こるまでの約二週間は、子宮内膜にエストロゲンが作用し、子宮内膜を増殖させる。排卵とは、卵巣から卵《らん》が放出されることである。排卵後は、エストロゲンに加えてプロゲステロンも子宮内膜に作用するようになって、受精卵が接着し発育しやすい子宮内膜環境が整えられる。しかし、妊娠が成立しなかった場合は、排卵後二週間ほどでエストロゲンとプロゲステロンの分泌量が急激に低下し、それによって子宮内膜組織は壊死して脱落する――これが月経である。

月経周期を生み出す性ホルモンの変動は、女性のこころやからだに少なからず影響を与える。たとえば、健常女性の三割ほどに、排卵後ほどなくしてから月経が開始されるまでの期間、不安や落ち着かなさ、沈んだ気持ち、強い眠気や食欲亢進などの心身の変調が認められる。(3)また、表1で示すように、月経前にうつ病や統合失調症などの精神障がいや、片頭痛や気管支喘息などの身体疾患で、一過性に症状が増悪する

表１　月経前に増悪する身体状態と精神障がい

（Pinkerton, et al, 2010 を一部改変）

痤瘡（ニキビ）	多形性紅斑
偏頭痛	発作性上室性頻拍
急性虫垂炎	アレルギー・アナフィラキシー
遺伝性血管水腫	急性間欠性ポルフィリン症
アフタ性潰瘍	過敏性腸症候群
気管支喘息	多発性硬化症
糖尿病	関節リウマチ
緑内障	てんかん
うつ病	双極性障害
不安症	統合失調症
摂食障害	月経前不快気分障害　　など

傾向がみられる[4]。その中でも特筆すべきなのは、月経があるうつ病女性の六～七割に症状の月経前増悪傾向が認められることであり、この傾向は慢性化や再発の危険因子になることである[5]。

このような月経前増悪の要因やメカニズムは未だ十分に解明されていないが、一つの仮説として、月経周期における性ホルモンの変動と免疫系や神経内分泌系との複雑な相互作用による結果であると考えられている[4]。

ところで、月経困難症は、月経期間中に起こる下腹部痛、腰痛、頭痛、吐き気、腹部膨満感などの症候群で、月経がある女性の七〇％程度に認められる[6]。症状があるにもかかわらず、婦人科受診をためらう若年者が何の知識ももたないが故に不安を募らせることがあり、その場合には適切な疾病教育が必要となる。

Ⅱ　月経前症候群と月経前不快気分障害

月経前症候群（Premenstrual Syndrome：ＰＭＳ）と月経前不快気分障害（Premenstrual dysphoric disorder：ＰＭＤＤ）は共に、多彩な心身症状が典型的には月経前数日に出現（あるいは増悪）し月経開始後に速やかに（減退あるいは）消退するという周期を繰り返す病態をさす。ＰＭＳは主に身体症状が前景となる、より軽症の病像を呈し、産婦人科領域で定義されている。一方、PMDDは主に精神症状が前景となる、より重症の病像を呈し、日常生活に支障を来すもので、精神科領域で治療されることが多い。PMSは感情症状を必須としない点において、PMDDと区別される[7]。しかし、臨床的には、PMDDの症状が軽い場合には、PMSとの「線引き」は難しい。

日本産婦人科学会では、PMSを「月経前、三〜一〇日のあいだ続く精神的あるいは身体的症状で、月経発来とともに減退ないし消退するもの」と定義している[8・9]。具体的な症状としては、下腹部膨満感、下腹部痛、腰痛、頭痛、乳房痛、むくみ、倦怠感、眠気、食欲亢進などの身体症状と、イライラ、抑うつ、情緒不安定、集中力低下などの精神症状が挙げられる[9・10]。

一方、PMDDは、二〇一三年に刊行されたアメリカ精神医学会による診断基準であるDSM-5[11]で初めて正式な診断名として認められ、本邦の精神科領域でも、これに準拠している。DSM-5では、PMDDは「抑うつ障害群（Depressive Disorders）」のカテゴリーに記述されている。このカテゴリーには他に、重篤気分調節症、うつ病、持続性抑うつ障害（気分変調症）、物質・医薬品誘発性抑うつ障害、他の医学的疾患による抑うつ障害、他の特定される抑うつ障害、特定不能の抑うつ障害が含まれる。

PMDDの診断基準では、A項目として「ほとんどの月経周期において、月経開始前最終週に少なくとも五つの症状が認められ、月経開始数日以内に軽快し始め、月経終了後の週には最小限になるか消失する」という、症状の出現や消退のタイミングと月経周期との関連が記述されている。他の精神障がいの月経前増悪との鑑別点として、「少なくとも月経終了後一週間ほどの無症状期間がある」点が重要である。また、診断に必要な症状は二項目に分かれて記述されている。まず、B項目では、①著しい感情の不安定性、②

著しい苛立ち・怒り・対人関係の摩擦の増加、③著しい抑うつ気分・絶望感・自己批判的思考、④著しい不安・緊張・高ぶりなどのうち一つ以上が存在することを診断の要件としている。それに加えて、C項目では、①通常の活動（仕事や趣味など）における興味の減退、②集中困難の自覚、③倦怠感・易疲労性・気力の著しい欠如、④食欲の著しい変化（過食や特定の食物への渇望）、⑤過眠または不眠、⑥圧倒されるような感覚・制御不能という感覚、⑦他の身体症状（乳房の圧痛・腫脹、関節痛、筋肉痛、膨らんでいる感覚、体重増加など）のうち、一つ以上が存在することを診断の要件としている。さらに、B項目とC項目をあわせて、五つ以上の症状が存在することが診断には必要である。また、これらの症状によって、仕事、学業、通常の社会活動などの領域における機能不全に陥っていることも診断の要件となる。

ＰＭＤＤが一つの疾患単位として認められた根拠の第一には、その症状の発現と消失のタイミングが月経周期と関連している点があげられる。すなわち、ＰＭＤＤの症状は前述したように、月経前七～一〇日に出現し、月経開始後速やかに軽減し、月経終了後一週間には消失する。第二の根拠は、精神症状の一部はうつ病に類似しているものの、うつ病に特徴的な興味関心の喪失や抑うつ気分は必ずしも顕著ではなく、ＰＭＤＤではむしろ情動不安定や易怒、それに伴う対人摩擦が特徴的に認められるという症状の特異性にある。そのため、月経周期との関連を見落とすと、パーソナリティ症と誤診することがある。その他の根拠として、ＰＭＤＤは月経を有する女性の二～五％にみられること、家族発現性を有すること、特定の文化圏にだけ出現するような文化結合病ではないことなどが明らかになったことから、疾病単位として承認されるに至った[11]。

なお、ＰＭＤＤは性ホルモンの測定などの生物学的な指標では診断できず、月経周期に関連した症状の発現・消退の特徴を少なくとも二月経周期にわたって確認することが診断に必要となる。そこで注意すべき点は、前方視的に症状を記録する必要があるということである。人の記憶というものは曖昧で、恣意的である。現に、自ら「PMDDではないか」と疑って外来を受診した患者の多くが前方視的症状日誌をつけることによって初めて、自分の不調が「月経周期とは関係がなかった」ことに驚く。

PMDDの治療では、選択的セロトニン再取り込み阻害薬（Selective Serotonin Reuptake Inhibitor：SSRI）の有効性が報告されている。本邦でも、SSRIの保険適用承認に向けて治験が行われているところである。SSRIのPMDDに対する効果は、PMDD女性で体内のセロトニン・システムに何らかの障がいが存在するという仮説を支持している。また、うつ病に対するよりも比較的早期に効果が発現することから、SSRIの作用機序がPMDDではうつ病とは異なる可能性がある[12]。

ちなみに、PMDDの発症はしばしばストレス因を契機としており、また、個人的な臨床経験からの印象に過ぎないが、服薬によりPMDD症状がおさまった後から、むしろ、彼女たちが抱える悩みの本質に関わるような治療が始まるように感じることが少なくない。その意味では、PMDD患者の心理的な苦悩に着目することは意味があるように思う。

Ⅲ　女性のライフステージにおける性ホルモンの変動

1　周産期

卵巣から分泌されていた性ホルモンは、妊娠期には胎盤から分泌されるようになり、出産によって再び卵巣から分泌されるという大きな変動が起こる。また、性ホルモンは妊娠の時期によって変動し、それによって睡眠障がいや情動調整障がいがみられることがあり、時に不安症やうつ病などの疾病へと発展することがある。

産後うつ病の、特に産後直後の発症には、何らかの形でエストロゲンの減少が作用していることが多くの研究で示唆されているが、未だ決定的な知見が見出されているとは言い難い。一方、プロゲステロンは産後うつ病の危険因子であるという報告がある。[13] なお、産後にうつ病を初発した女性は非産褥期よりも産後にうつ病を再発する危険が高いという報告があり、産後うつ病の疾患特異性が指摘されている。[14]

2 更年期

更年期とは、閉経をはさんだ前後一〇年あまりの期間をさす。閉経とは、月経が自然に停止して一年以上無月経が続いた場合に認定される。日本女性の閉経年齢の中央値は五〇・五歳であるため、[15] 更年期は四五～五六歳頃になる計算になるだろうか。この時期には、エストロゲンが急激に低下し、ホメオスタシスによってネガティブ・フィードバックが作動して、視床下部は持続的な機能亢進状態となり、視床下部に存在する自律神経中枢に影響をおよぼす。一方、更年期の女性をとりまく心理社会的要因も、大脳皮質―大脳辺縁系を刺激して、やはり視床下部の自律神経中枢に影響をおよぼす。[16] すなわち、更年期にある女性は、容姿や体力の衰えなどから老いを自覚したり、自分自身や周囲の人たちの病気や死を体験したりすることによって以前よりも死が身近なものに感じられるようになる。また、更年期は家庭や社会での役割が変化するなど、それまでの人生を見直し、これからの半生のための新たな自己像や家族像を構築していく転換期の意味をもっている。このようなこころとからだをとりまく大きな変化によって生じた、血管運動系を中心とした自律神経症状（のぼせ、発汗、動悸など）と軽度の精神症状（不眠、おちこみ、不安焦燥など）から成る症候群が更年期障がいであるが、明確な診断基準はない。また、更年期障がいは閉経後も続くことが少なくなく、症状の長期化によって、うつ病のリスクが高まることが知られている。更年期障がいとうつ病の鑑別は困難なことが少なくないため、婦人科的治療で軽減しない更年期障がいは、精神科専門医の診察を受けることが推奨される。

3　更年期以降

エストロゲン補充療法が更年期以降の女性の記憶・認知機能の劣化の改善に有効であることが明らかになっている。[17] このように、エストロゲンには神経保護作用があるが、その例としてよくあげられるのが統合失調症の好発年齢の性差である。すなわち、男性の統合失調症の好発年齢が一〇～二五歳であるのに比して、女性では二五～三五歳と四〇歳以降の二相性の好発年齢を示す。[18]

エストロゲンの減少は、更年期以降の女性のからだにもさまざまな影響をおよぼす。たとえば、エストロゲンの減少は骨吸収を亢進する結果、骨粗鬆症は更年期以降のほとんどの女性で罹患のリスクが想定される。骨粗鬆症に起因して腰痛や膝痛などの運動器の異常が発現すると、女性のＱＯＬ（Quality of Life：生活の質）を下げ、セルフエスティームにも大いに影響する。本邦では約一、〇〇〇万人の患者が潜在しているが、実際に治療を受けているのは、そのうちの一五～二〇％にとどまるという。[19] その他、脂質異常症や高血圧のリスクも、更年期以降のエストロゲンの減少に伴って増加する。[20・21]

おわりに

本章では、女性に特有の問題として、女性ホルモンと心身の症状との関連について概説した。月経周期や更年期についてオープンに話し合うことは、疾病の予防や早期発見に貢献できるように思う。

[文献]

（1）武谷雄二『月経のはなし―歴史・行動・メカニズム』中央公論新社、二〇一二

（2）日本産婦人科学会「正常な生理（月経）の目安を教えてください！」（https://www.jaog.or.jp/qa/youth/qashishunki5/）［二〇二三年二月三日閲覧］

（3）Payne JL, Roy PS, Murphy-Eberenz K, et al. : Reproductive cycle-associated mood symptoms in women with major depression and bipolar disorder. J Affect Disord 99 : 221-229, 2007.

（4）Pinkerton JV, Guico-Pabia CJ, Taylor HS : Menstrual cycle-related exacerbation of disease. Am J Obst Gyne 202 : 221-231, 2010.

（5）Haley CL, Sung SC, Rush AJ, et al : The clinical relevance of self-reported premenstrual worsening of depressive symptoms in the management of depressed outpatients.: A STAR*D Report. J Women's Health 22 : 219-229, 2013.

（6）相良洋子「月経随伴症状に対する心身医学的対応」心身医四九（十一）、一一六三－一一七〇頁、二〇〇九

（7）American Psychiatric Association（日本精神神経学会監修、高橋三郎・大野裕監訳『DSM-5精神疾患の診断・統計マニュアル』医学書院、二〇一四）

（8）小川真里子、高松潔「月経前症候群（PMS）」臨婦産七四（増刊号）、五九－六二頁、二〇二〇

（9）日本産婦人科学会・日本産婦人科医会編「産婦人科診療ガイドライン―婦人科外来編2017」日本産婦人科学会、二〇一七
（10）江川美保「月経随伴症状」心身医六〇（六）、五一五―五二〇頁、二〇二〇
（11）American Psychiatric Association : Diagnostic and Statistical Manual of Mental Disorders. (5th edition). American Psychiatric Press, Washington DC, 2013.（日本語版用語監修／日本精神神経学会、高橋三郎・大野裕監訳、染矢俊幸・神庭重信他訳『DSM-5 精神疾患の診断・統計マニュアル』医学書院、二〇一四）
（12）Scalea TL, Pearlstein : Premenstrual Dysphoric Disorder. Med Clin North Am 103（4）; 613-628, 2019.
（13）Lawrie TA, Hofmeyr GJ, De Jager M, et.al : A double-blind randomized placebo controlled trial of postnatal norethisterone enanthate : The effect on postnatal depression and serum hormones. Br J Obst Gynecol 105 ; 1082-1090, 1998.
（14）Cooper PJ, Murray L : Course and recurrence of postnatal depression evidence for the specificity of the diagnostic concept. Br J Psychiatry 166 ; 191-1914, 1995.
（15）玉田太朗、岩崎寛和「本邦女性の閉経年齢」日産婦誌四七、九四七―九五二頁、一九九五
（16）若槻明彦「女性と脂質異常」（武谷雄二編）『女性を診る際に役立つ知識』新興医学出版社、一五一―一五六頁、二〇一二
（17）McEwen BS, Milner TA : Understanding the broad influence of sex hormones and sex differences in the brain. J Neurosci Res 95 ; 24-39, 2017.
（18）Sadock BJ, Sadock VA, Ruiz P : KAPLAN & SADOCK'S Sypnosis of psychiatry Behavioral science/clinical psychiatry eleventh edition. 2015.（井上令一監訳『カプラン臨床精神医学テキスト―DSM-5診断基準の臨床への展開』メディカル・サイエンス・インターナショナル、二〇一六）
（19）細井孝之「女性のライフステージと医療的課題」日本医会誌一三八、八八一―八九三頁、二〇〇九
（20）黒田せつ子「女性と高血圧」（武谷雄二編）『女性を診る際に役立つ知識』一五七―一六五頁、新興医学出版社、

二〇一二
(21) 若槻明彦「更年期障害」『ガイドライン外来診療2008』二一三―二一九頁、日経メディカル開発、二〇〇八

コラム

贖罪としてのうつ病

『ぐるりのこと。』という映画をご存じだろうか。今では知らぬ人はいない役者となった木村多江とリリー・フランキーが共に初主演し、夫婦役を演じた、二〇〇八年に公開された日本映画である。一九九〇年代の日本を舞台に、生まれたばかりの我が子を亡くした母親がやがてうつ病を患い、そこから回復していく一〇年の過程が描かれている。当時、数々の映画賞を獲得した名作である。

その映画の本編とメーキング映像がひと組となったDVDを購入して、観た。そして、本編と同じくらい、メーキング映像に心を打たれた。それによると、脚本・監督を手がけた橋口亮輔氏は、前作「ハッシュ！」（これも傑作）を撮り終えた後一年あまり、うつ病を患ったという。

監督が自ら、自己を投影していると公言するヒロイン翔子（木村多江）は、生まれたばかりの子どもを亡くした後、ゆっくりと、うつ病に蝕まれていく。その過程は、世界と自分がかみ合わず、それが何故なのか、いつからなのかもわからない、出口の見つからないもどかしさや苛立ちから始まる。そのありさまが重苦しいほどに伝わってくる場面を見せつけられて、監督の個人的な実感を普遍的な共感へと高めた稀なる才能を認めざるを得ないと感じた。

物語は、翔子のうつ病の過程に併行して、法廷画家である夫カナオ（リリー・フランキー）のまなざしを通して、この時代の誰もが知っている事件の裁判を映し出していく。

メーキング映像で、監督は、「自分のうつ病の過程と、この国の一〇年はお互いに影響し合っていて〝ぐるりと〟ひとつだという気がした」と述べている。それがタイトル「ぐるりのこと。」の由来だ。

確かに、映画の中で裁かれる事件は現実のものを彷彿とさせるが、必ずしも現実に忠実ではなく、むしろ翔子（＝監督）の無意識の世界を描いているようにもみえた。だから、翔子自身は一度もこの法廷には現れないのだろう。そして、カナオが法廷画家として居続け、その光景から目をそらさずにいるという必然性があったのだろう。

その法廷では、罪を生みだした、さまざまな怒り（攻撃性）や自己主張がむき出しにされる。その中でも「護国寺園児殺人事件」の被告は翔子の「意識」への橋渡しをする役目を担っているような気がした。被告の女性が俯いたまま声を押し殺して繰り返す「ごめんなさい」の言葉は他者の介入を拒絶しながらも、「子（ども）殺し」に至った複雑な感情を抑えようとして抑えきれず、言外に漏れ出るのを止められない。彼女はまるで、その晩、法廷から帰宅したカナオに対して、溢れ出た感情の嵐の中で「子殺し」を告白した翔子の、一歩手前の姿のようにも思えた。

精神分析の臨床は、うつ病患者が時に、自らの穏当な自己主張や願いが他者を傷つけたり遠ざけたりする罪深い攻撃性であると無意識に「誤解」して、その自己処罰として、うつ病を呈することがある、と教える。彼らは心の底では、自分のすべてを知れば人は彼らから離れていくはずだと怖れている。[1] その意味では、実際に翔子のそばに居続けたカナオだけが彼女を救えたということなのかもしれない。

本作を撮り終えた監督は「人と人との間にしか希望はない」という境地に達したと語っている。監督にとって、この映画を撮ることは、自分自身と向き合う、つらくとも実り多いセラピーだったのかもしれない。

[文献]

（1）Busch FN, Rudden M,Shapiro T : Psychodynamic Treatment of Depression. American Psychiatric Publishing, Inc., 2004.（牛島定信、平島奈津子監訳『うつ病の力動的精神療法』金剛出版、二〇一〇）

第5章　医療面接と精神療法

はじめに

いまや、健康をテーマにしたテレビ番組が高視聴率をあげ、健康や長寿の秘訣を語った書籍が次々に刊行されるようになって、患者の方が専門外の医師よりも医学知識が豊富であるような皮肉な現象さえ起こっている。[1] 日々の臨床で、患者は決して受身ではなく、自分の心身の状態、あるいは病気についてのストーリーや解釈を医師に聴いてもらいたがり、医師に彼らの疑問をぶつけ、場合によっては治療に対して辛辣な批判もする。それに反応して、医師が不用意に口を滑らせたひと言がドクター・ハラスメントとして槍玉にあげられてしまうような状況も起こっている。いまや、医師がすべてを知り、患者が医師の指示に盲目的に従うようなパターナリズム（父権主義）が当たり前だった時代は去り、現代社会は、医師に対して、このような患者の変化に対応した、専門家としての高いコミュニケーション能力を要求している。[2]

一方、一九九〇年代、わが国では、社会問題となっていた医療過誤の背景に医学教育の知識偏重があるとして、医学教育に対する批判が高まった。それを追い風とするように、実技試験を実施する大学が増えていった。この実技試験は、一九七五年に英国のHardenらによって開発された「客観的臨床能力試験（通称オスキーObject Structured Clinical Examination：ＯＳＣＥ）」[3]を基にしており、二〇〇五年（平成一七年）度からは全国の医学部において、共用試験の一部として実施されるようになった。共用試験とは、その試験問題を全国の大学で「共用」して実施する試験で、筆記試験と実技試験（オスキー）から成り、臨床実習前の医学部四年（大学によっては三年）を対象として行われ、これに合格しないと、病院のベッドサイドでの実習が始まる新学年に進級できない。

オスキーの実技試験では、医学生は複数のステーションと呼ばれる小部屋を移動し、その場で要求された課題を短時間でプレゼンテーションしなければならない。設置されるステーションは試験会場となる大学によって若干異なるが、たとえば、バイタルチェック、救急蘇生、胸部診察、腹部診察、神経学的診察などがあり、必ず設置されているのが医療面接（medical interview）である。現在、オスキーは医学部ばかりでなく、歯学部や薬学部などでも実施されるようになっており、それに伴って医療面接への関心も高まっている。

従来、患者から情報を得る診療行為には「問診《もんしん》」という術語があてられていたが、オスキー導入後は、同様の行為を「医療面接」と呼ぶようになった。この改称は、パターナリズムから、医師と患者が同等の立場で協働して治療にあたるような関係性へのパラダイムの転換の過程で、単に情報を聴取する面接ではなく、治療を継続することを可能にするような信頼関係の構築を目指すコミュニケーションが求められるようになったことを意味している。翻っていえば、情報を聴取するためには、信頼関係が重要であるということである。人は信頼した相手であるかどうかによって、口に出す情報量も、その内容の深さも異なる。

もはや、医療関係者だからといって、手放しに信頼してもらえるような時代ではない。

信頼関係の構築を主眼にした医療面接は、必然的に、一般精神療法と共通の要素をもっている。一般精神療法とは、精神分析家の小此木[4]が提唱した術語で、特殊精神療法に対峙した概念区分である。特殊精神療法は、精神分析療法や森田療法のように、創始者（開発者）がいて、特定の治療技法や治療機序が想定されているものを指す。現在では、特殊精神療法は二五〇～三〇〇種類あるといわれている。いずれの特殊精神療法においても、患者（クライアント）と治療者との信頼関係の確立なくして、治療は成り立たない。そして、その関係性を構築するための要素は共通しているはずである。それを小此木は一般精神療法と呼び、現在でも、その呼び名は生き残っている。いわば、一般精神療法は特殊精神療法の土台となっている精神療法ともいえる。

本章では、医療面接で求められているコミュニケーション技能とそのトレーニング方法を概説することを通して、精神科医における一般精神療法のトレーニングについて考えたい。しかし、初めに申し添えておきたいことは、一般精神療法のトレーニングは、医療面接の技能だけでは終わらないということである。詳しくは、後述する。

Ⅰ　医療面接の評価試験

医療面接の実技試験では、二人の評価者の前で、模技患者（Standardized Patient：SP）と呼ばれる専門のボランティア俳優を相手に一〇分程度の面接を行う。一般的に、その設定は総合診療科の初診外来である。

医療面接の試験では診療を行う上で必要な技能を評価するが，その評価水準は二段階に分けられる。第一段階の目標は，初めて診察をする患者と良好な関係を築き，必要な情報を得るためのコミュニケーション技能の修得であり，これは前述した共用試験で評価を受ける。

第二段階の実技試験は，アドバンスト・オスキー（advanced OSCE）と呼ばれており，医学部卒業時〜臨床研修医修了時に評価されるものである。その医療面接では，第一段階の医療面接の技能を基盤として，患者に検査の結果や考えられる診断名などをわかりやすく説明し，患者の気持ちや意向を聴き，そのやりとりの中で治療方針を決めていく。そのためには，基本的なコミュニケーション技能に加えて，総合臨床医学やそれに関連した知識の修得と，その知識を応用し活用する技能が求められる。つまり，ここでの面接者は「受信者」としてだけではなく，「発信者」としての技能も問われる。

II　医療面接のトレーニング

オスキーの医療面接も，その特殊性を差し引けば，「人と人との出会い」である。迎える側の医師は，患者が抱える期待と不安の両方が入り混じった気持ちを理解し，それに対応するための想像力をもつ必要がある。たとえば，面接者としての準備は，「もし，自分が患者として受診したとしたら」と想像することから始まる。臨床実習に訪れた学生に対して，他の学生がズラリと並んだ診察室に，患者と同じドアから入るように促すと，すでに級友が座っていることを知っているにもかかわらず，ドアを開けて入ってきた学生は一様にギクリとした顔をする(5)。このように、学生たちは、大学病院の診察室に入室した患者が大勢の人の視線にさらされる時に感じるプレッシャーを体験するデモンストレーションを通して、患者の気持ちを少しだけ実感する。実のところ、患者は、たとえ医学生一人の視線であっても、主治医以外の人間の視線を意識せずにはいられない。

自分が体調を崩したり、検診を受けに行ったりした時などに自身が患者になった体験から学ぶことは多い。特に、「(担当医師は)一度も目を合わせなかった」とか、「流れ作業みたいに早口で質問していた」といった反面教師になるような医療者の態度に出会うと、自ずと彼らとは異なる態度をとりたいと考えるようになり、より良い面接技能を身につけることが容易になる。概して、授業中に教師に指摘されて「させられた」態度は身につきにくいだけでなく、応用も利かないが、自分で考えて面接態度を修正した体験は、その後も場面に合わせて柔軟な態度を模索することを続ける礎《いしづえ》になる。

さらに、面接の上達には、交代で模擬患者役を担当しながらロールプレイを反復することも役立つ。患者役の経験は、患者の気持ちを理解する一助にもなる。ビデオ録画したものを自分でチェックすると、面接者として直した方がよい無意識の癖や姿勢を発見できることがある。また、自分がオブザーバー(見学者)として、ロールプレイをしている面接者の態度やコミュニケーション能力をチェックし評価することも意義がある。このような「観る」学習の効果を上げるためには、「何を観るべきか」をある程度、事前に学習しておく必要がある。そして、最初は、「絶対にやってはいけない」面接態度を確実にチェックできることを目標として、徐々に難易度を上げていくようにする。

極端なことをいえば、名人の面接を見学しても、初学者にはあまり役に立たない。たとえ、その素晴らしさがわかったとしても、どこをどう取り入れればよいのかと途方に暮れたり、「自分にはできない」と早々《はやばや》と白旗をあげたりするだけになりかねない。それならば、むしろ、「自分が患者だったら、こんな態度はとられたくない、こんなふうに質問されたくない」ということがわかる下手な面接を観たり、あるいは「これなら自分にも真似できるかもしれない」などと実感できるような面接を目にしたりする方が自分の面接スタイルを構築する上で参考になる。その意味では、同級生や同僚とのロールプレイによる研修は有意義である。

ロールプレイのオブザーバーの経験は、「観る」研修だけではなく、相手にネガティブなことを伝えるコミュニケーション技能についても学ぶ機会となる。つまり、オブザーバーは、医師役に対して、修正した方がよい点を、医師役が受け入れられるように、説明しなければならない。同様に、ロールプレイの患者役も、医師役に対して、より良い面接ができるようになるためにネガティブなことを指摘しなければならないことがある。ネガティブな情報を伝えるコミュニケーション技能は、患者に悪いニュースを告知しなければならない機会が少なくない医師にとって必要な技能である。

とにかく、ロールプレイは照れずに、大真面目に取り組むことが重要である。

医療面接の教育では、「これでもか」というくらい懇切丁寧に患者への接し方がマニュアル化されている。このマニュアルは、医者ほど病院に慣れていない患者の立場に立って作られている。つまり、医療面接では模擬患者と言われるボランティアの俳優さんが患者役を担ってくれているので、必然的に彼らの思いが学生の評価に影響し、その蓄積がマニュアルとして結晶化されている。

あくまでも筆者の個人的な見解だが、オスキー以前と以後の医師の態度は随分変わったという印象をもっている。特に、オスキー以後の医師は、一部の例外はあるにせよ、患者に対して概して言葉遣いが丁寧で、たとえば机に肘をつくようなラフな態度はとらない。「最近の若い先生（医師）たちは親切だ」という患者の声も聞く。そのような変化を目の当たりにする一方で、マニュアルに基づいた面接教育に対して「オスキーで医療面接の評価をしていると、ブースに次々に招き入れられるどの学生も『金太郎飴』のように同じに見える」と揶揄されることもあるが、筆者は系統的な面接教育の意義を実感している。その医師の人間性が感じられるような面接ができるようになるのは、基礎がしっかり身についてからの話だと思う。

Ⅲ　医療面接の技法

ここで、医療面接の主要な技法と評価ポイントについて概説したい。

1　面接前

どのようなことでも、事前の準備は必須である。

医療面接の場合は、まず、患者と医師の椅子や荷物置きなどの配置を確認し、自身の身だしなみをチェックすることから始める。身だしなみは人の第一印象を決める要素のひとつなので、清潔感がある身だしなみを心がけて準備する。

なお、精神科医の中には「白衣を着ない」主義の人もいるが、それは白衣が権威の象徴のように感じているからだろうか。しかし、現在では、そのような権威は白衣ではもはや表現できない。病院勤務の医療職であれば、医師に限らず誰もが普段着から「白衣」に着替えている。それは感染症や抗がん剤の暴露からの防護の意味をもつようになっているからである。

ところで、筆者の個人的見解だが、精神療法においても、白衣は便利だと思っている。というのは、「自分の服装の変化が患者の転移にどのような影響を与えたか」ということは気にせずにいられるからである。

さて、話を戻すと、診察室の設《しつら》えは勤務医では手を加えられないが、「狭すぎて圧迫感を与えないか、逆に広すぎて殺風景に見えないか、壁が薄くて隣室の声が聞こえてこないか、お互いの椅子の配置は近すぎないか、遠すぎないか、椅子の座り心地はどうか」などに気づいていて、患者に尋ねたり、患者を労ったりできれば、患者の緊張感の緩和につながる。

患者を招き入れる時、患者のプライバシーの尊重という理由から、最近はご存じのように整理番号で呼び出すことが多い。その代わり、入室後に、患者の取り違えを防ぐために、「患者自身にフルネームで指名を名乗り、生年月日を伝えて欲しい」と書かれた貼り紙を、大抵は、診察室の扉に見つけることができる。

初めて来院した患者が入室したら、何処に座ればよいか、荷物はどうすればよいか、を伝えることも必要なことである。患者は少なからず緊張しているだろうから、その緊張をほぐすような挨拶や天気や交通の便などの声かけもする。その後、面接の目的を説明する。つまり、「上級医師の診察の前に、受診された理由などについて、大まかなことをうかがわせてください」、あるいは「これからお話を伺い、必要であれば身体的な診察や検査を行い、治療についてご相談しましょう」などと伝える。

そこで、ようやく本題に入ることができて、面接者は「今日はどのようなことで受診されましたか?」などの質問をして、面接の口火を切る。

まだ面接が始まっていない段階の以上のことも、模擬患者や試験官は観て(評価して)いる。

2 非言語的なコミュニケーション

姿勢や表情などの非言語的コミュニケーションは面接の通奏低音を形成するため、重要である。特に、面接者が留意しなければならないのは、意識していない非言語的なメッセージも伝わり、誤解を招いてしまうことがあるという点である。そのため、自分の姿勢や何気ない仕草のクセをロールプレイの研修で指摘してもらったり、ビデオ画像を自分でチェックしたりするようにして、意識的に修正する。特に、話を聴きながらボールペンを指でくるくる回したり自分の髪の毛を触ったりするクセや貧乏ゆすりは患者が不快に思うクセとして、よく指摘される。また、腕や脚を組んだ姿勢は、人によってはネガティブな印象を与えることがあるので、注意したい。

患者の話を聴く態度としては、少し前かがみの、くつろいだ姿勢で、患者の目(あるいは眉間)を見ると、患者の話に関心を向けており、親身に聴こうとするあたたかな印象が伝わりやすい。余談だが、筆者の周りの治療者には、その姿勢のせいか、腰痛持ちが多い。

アイ・コンタクトも重要で、自分(面接者)が話している時だけ患者に視線を向けているが、患者が話している時はずっと下を向いてメモをとっている(実臨床では電子カルテに向かってタイプしている)態度は、患者には「聴いていない」と受け取られる。少なくとも面接の半分以上は患者と視線を合わせるように心がけたい。

適度な頷きやあいづちは患者の話を注意深く聴いていることを伝える。しかし、時に、頷きやあいづちが患者の話を肯定する意味に受けとられることもあるので、話の内容によっては、頷きもあいづちもせずに黙って聴くことが安全な場合もある。

情緒の変化は声に最も現れる。同じ内容でも、声の質（高音か低音か、太いか細いか、掠れているかなど）、音量、話すスピードや抑揚などによって、患者が受ける印象は違う。なお、高齢者には、難聴の方も少なくないので、場合によっては大きな声でゆっくりと話す必要がある。

話題に応じて、それにふさわしい表情をすると、患者は親しみやすさを感じるかもしれない。どんな時でも無表情を貫くのは不自然であり、冷たい印象を与える。ただし、面接者の表情の変化が患者に非言語的メッセージとして面接者の価値観を押しつけていると受けとられることがあるので、注意したい。

3 受容

当然ながら、面接者にも個人的な人生観や道徳観がある。その一方で、さまざまな価値観や事情を抱えた患者を診療しなければならない。そのため、個人的な価値観や道徳的な善悪の判断はひとまず棚上げにして患者の話を聴けるようにならなければならない。

また、実際の臨床場面では、エビデンス・ベースト・メディスン（Evidence-based Medicine：ＥＢＭ）だけでは上手くいかず、ナラティブ・ベースト・メディスン（Narrative-based Medicine：ＮＢＭ）も必要になる。たとえば、すでに抗不安薬を多剤併用している患者に対して、医師がEBMに基づいて有効な治療法に切り替えたいと考えている場合、単に、「心的外傷後ストレス症（Post Traumatic Strss Disorder：PTSD）には抗不安薬は効かない」というエビデンスを説明するだけでは、患者が服用している抗不安薬を漸減中止するのは難しいだろう。エビデンスに基づいた医療を実践するためには、患者の「これまで抗不安薬を飲むことによって、少し楽になっていた」というような言い分を聴き、そして暮らしぶりや病歴を含めたストーリー（Narrarive）を聴き、それらを理解する必要がある。このようにして得られた理解が医療面接の「受容」であるように思う。すなわち、「受容」するためには、よく聴かなければならない。

4　傾聴

医療面接は、面接者の「今日はどのようなことで受診されましたか？」のような開かれた質問（open question）によって開始され、患者の発言が促される。開かれた質問とは、「はい、いいえ」だけでは応じられない質問のことである。開かれた質問の後、面接者が患者の語りを待つ態度をとることを合図として、患者は自分が語りたいところから、語りたいように、自由に語ることができる。それを遮られることなく、耳を傾けてもらうことによって、患者は尊重されていると感じることができる。そして、この関係性が良好な治療関係の礎となる。

自分自身が患者になれば気づくことだが、問題（症状）を抱えながら、順序だてて話すことは、そうそうできるものではない。患者の語りはあちこちに飛びがちである。その、わかりにくい語りに耳を傾けて聴こうとする医師の態度を前にして、患者は徐々に落ち着きを取り戻し、「この医師はわかってくれるかもしれない」という気持ちになるように思う。このような患者の気持ちの変化には時間が必要である。患者の語りをすぐに遮って、効率よく主訴や経過などを把握しようとする医師の態度は患者の眼にはビジネス・ライクに映り、患者は「大切に扱われていない」と感じるものである。

しかし、患者の話を漫然と聴いているだけでは、診療に役立つ情報としてはまとまりに欠けるし、患者の情緒に巻き込まれる危険性がある。

初診時に筆者が心がけている傾聴のスタイルは、患者の立場に立つのではなく、その外側から患者の語りを眺めるような客観的な傾聴である。言い換えると、患者の話を聴きながら、患者の困りごとを医学的見地から診断するために足りないピースは何かを見きわめて、患者の語りが途切れたところで順に質問できるように頭の中で準備しておくのである。

5　質問技法

効果的な質問は考えるヒントになり、面接に対する積極的な態度を促進する。しかし、逆に、質問が患者の思考の妨げになることもある。あるいは、話したくないことをお構いなしに質問されたら、それは侵入的、あるいは暴力的な質問となる。話すことに慣れていない患者に対して開かれた質問を多用したり、質問をあまりしなかったりしたら、患者は戸惑って、緊張感を高めてしまうかもしれない。ここでも、想像力が問われる。つまり、質問技法の研修は、「質問される体験とは、どのような体験か」と想像することから始まる(5)。

さて、質問の形式は、開かれた質問と閉じられた質問（closed question）に大別できる。開かれた質問は面接の導入時に使用するだけでなく、面接の中で英語の「5W1H」、つまり「What（何が）、Who（誰が）、When（いつ）、Where（どこで）、Why（なぜ）、How（どのようにして）」を使い分けて患者から情報や情緒を引き出し、患者の話を明確化することに一役買う。一方、閉じられた質問は「はい、いいえ」、「AとBどちらですか（Which）」など、アンケート方式で答えられる質問である。面接は、開かれた質問で大まかな内容を把握した後、閉じられた質問で焦点を絞り、さらに開かれた質問で掘り下げていくというように、両者の質問を使い分けながら進める。

一般的には、面接の前半は事実に関する質問を中心にして、患者の問題を明確にしてから、「その時、どのような気持ちでしたか」などの情緒を掘り下げるような質問をしていくと、面接が円滑に進むように思う。面接が始まったばかりのタイミングで情緒を掘り下げる質問をすると、事情がよくわからないまま、患者の情緒に巻き込まれていく危険性がある。

このように、事実に焦点づけた認知的な質問をすれば、患者の話はしばらく認知的な内容が続き、情緒面に焦点づけた質問をすれば、患者の話は情緒面の話になり、場合によっては患者が感情的になりすぎることがある。面接中に患者が怒りをあらわにしたり泣いたりすることは一概に悪いことではないが、現実の臨床場面では、面接者は面接時間内に患者の感情の高ぶりをどう治めて無事に帰すかということも考え、対処しなければならない。そのため、時間配分も考えながら面接を進めていくことが重要になってくる。

6　強調技法

患者の話の中に出てきた言葉を選んで繰り返すと、その言葉が強調されて、前述の質問技法と同様に、面接の流れが決まる。また、患者も納得できるキーワードを選んで伝えれば、患者は面接者に理解されていると感じられる。これが「強調」という技法である。しかし、これをむやみに多用すると、患者はそのオウム返しをネガティブに受けとる可能性がある。

7　要約の技法

要約の技法は、医療面接のトレーニングで修得すべき技法として評価の対象となっている。短時間の医療面接の場合、要約は面接の終盤に行われるのが一般的である。患者が話したことを要約することによって、面接者が患者の話を正しく理解していることを伝えることができる。また、「要約の中で誤った点はないか」と患者に尋ねて修正することによって、面接者（医師）と患者が情報を共有したことを確認できる。このことは、患者を安心させる。

さらに、治療者の要約を聴くことによって、患者は自身のバラバラだったストーリーに筋道を与えられる。すなわち、要約の技法は患者の思考の統合を援助する。また、患者の話が込み入ってまとまらなくなった時には、面接者の要約はいわば患者の話の「交通整理」の役目を果たす。患者が情緒的に混乱した時などにも、面接者の要約は前述の強調技法と同様の意味合いで、話の流れを知的（認知的）な方向に向けることによって、患者が落ち着きを取り戻すこともある。ただし、反対に、要約の技法を多用すると、患者の話は情緒的に深まらない可能性がある。

8　沈黙の扱い方

短時間の医療面接でも、患者は沈黙することがあり、面接者がそれにどう対応するかも試験官は観て（評価して）いる。面接で沈黙が生じると、面接初心者は何か話さなければと焦ってしまいやすい。しかし、沈黙は必然的に起こるものであり、必ずしも悪いことではなく、患者が何かを考えたり感じたりしている時間なのである。したがって、面接者には、患者が沈黙した理由やきっかけを考えながら、患者が再び口を開くのを待つ姿勢が求められる。

ところで、精神療法においても沈黙は重要な局面であることが多く、患者が避けたい話題や患者自身が扱いかねている問題に触れた場合、あるいは言葉にならない情緒を体験していて、その情緒を無意識に非言語的に治療者に伝えている場合などに起こりやすい。したがって、まず、治療者はしばらく沈黙を味わうように体験して、自分自身の情緒や空想を言語化する努力を通して患者からの非言語的メッセージをキャッチすることが重要になってくる。

しかし、沈黙が長くなりすぎて、患者の緊張や不安が高まりすぎるようであれば、「～という話題で黙ってしまいましたね」、あるいは「いま、どんなことを考えていますか」などの介入を行う。前者の質問は、黙ってしまったきっかけを明確化することによって患者の言語化を援助しようとする介入であり、後者の介入は前者よりも漠然としているため、より侵襲性が少ない介入である。

9　解釈モデル

オスキーの医療面接では、「患者の解釈モデルを聴けた（訊けた）かどうか」が評価の対象になる。解釈モデルとは「患者が自分の症状をどのように解釈し、憂慮しているか」というモデルのことである。たとえば、心窩部（胃の辺り）の痛みを訴えて受診した患者が「若くして亡くなった父親と同じように私も胃癌なのではないか」と心配しているとすれば、それがこの患者の解釈モデルである。医療面接の教育では、患者の解釈モデルを聴き出せるほど、患者が心に抱えている不安を吐露できる関係性を構築することを学生に要求している。近年の患者はさまざまな「解釈モデル」を携えて、病院を訪れる。患者のニーズを知り、それに応えることは、患者自身を治療の協力者にするための疾病教育を円滑に進めることにもつながる。

10　共感の技法

「共感」の技法も、医療面接の評価対象である。

共感の定義はそれぞれの精神療法の理論によって厳密には異なるが、一般的な定義としては「相手の情緒を感じとり、それを言葉にして伝える技法」と考えてよいだろう。

医療面接が目指している「共感」は、傾聴や質問を基本とした面接プロセスの中で患者の意識的な困りごとやつらさをキャッチし、態度でそれに応じるだけでなく、言葉でも伝える技法である。

「共感」の技法を用いる前に、患者の話を十分に傾聴し、患者自身が自分の情緒を言語化できるように援助することがまず先決である。同じ「大変ですね」のひとことが患者の気持ちを楽にすることもあれば、患者に白々しく響くこともある。その違いは、一人ひとり違う背景や症状のつらさを抱える患者を理解しているか否かの違いである。

その意味では、共感的な態度は患者にもある程度は伝わるものだが、最終的には、「共感」は言葉として伝えられるべきである。それは、言葉として聴くまでは、相手の気持ちは類推の域を出ないからである。「類推」は患者だけでなく、面接者の方にもあてはまることなので、面接者による共感的な言葉かけの内容が的外れであったり、面接者が意図しない患者の反応を惹起したりする場合があり、両者の言語的なやりとりを通した修正が必要になることは珍しくない。特に、患者が――たとえば大切な人を亡くした悲しみや罪悪感などと共に、ある種の安堵を抱いているような――同時に複数の矛盾した心情の中で葛藤している場合には、いずれの心情に焦点づけて共感的な言葉かけをするかによって、その後の面接の展開は変わる。

また、「共感」の技法の効果は、患者が面接者（医師）の共感を示す言葉や態度に反応して、「理解された、受け入れられた」というカタルシスに近い感情をもつところにある。そのやりとりを通して、面接過程は進展する。つまり、面接者の「共感」は、患者側の面接者に対する「共感」を促すと言えるかもしれない。患者は面接者の態度や言葉にこめられた「患者を尊重し、理解しようと努める態度」に共感し、面接者の意図を理解しようとする。このような患者と面接者の相互交流は、堅固な信頼関係や協力関係へと発展する可能性を秘めており、治療の原動力となりうる。

11　面接終了時の技法

臨床現場では、面接が突如として終了するということはない。しかし、オスキーの医療面接では、制限時間がくると、強制的に終了させられる。その場合でも、模擬患者に対して、最低限の配慮ができるかどうかを模擬患者や試験官は観て（評価して）いる。

医療面接の会場には、面接者の傍らの机上に時計がおかれている。しかし、時間ばかり気にしている面接者は患者には苦々しく感じられることがわかっているので、「体内時計」で時間を測れるくらいに、大抵の学生はロールプレイでトレーニングを重ねている。それでも、時計をチラチラ見てしまう学生はいるし、逆に、面接に集中するあまり終了時間を告げられるまで気づかない学生もいる。

面接を終了する技法には、要約や解釈モデルの共有などがあげられるが、特に大事な点は構築した関係性を維持する働きかけである。たとえば、「次回は～から話を聞かせてください」「次回は○○の検査で、次々回にその結果を説明します」などと伝え、挨拶を交わして、終了する。

Ⅳ　一般精神療法のトレーニング

実のところ、小此木が提唱した「一般精神療法」という「精神療法」は、実在しているわけではない。特殊精神療法の基盤となるような治療関係構築のための要素を「一般精神療法」と呼んでいるだけである。しかし、その要素については、特殊精神療法を比較研究したエビデンスに基づいているわけではなく、いわば臨床的な共通認識として治療構造、傾聴・受容・共感、治療の動機づけなどがあげられているにすぎない。そのため、原則として、これまでの精神療法のトレーニングは、特殊精神療法のトレーニングを極めることを通して、「一般精神療法」の技法を身に着けていく方法が選択されていたことが多かったように思う。小此木[4]が指摘しているように、そうして修得された「一般精神療法」は、もはや「一般」ではなく、治療者一人ひとりの経験や信条が反映された「個別」の精神療法になっている。

医療面接のトレーニングは、本来の意味での「一般精神療法」のトレーニングの一翼を担うことができるように思うが、少なくとも現在の医療面接には精神療法の治療過程における面接技法は含まれていないため、医療面接のトレーニングだけでは一般精神療法の技法の修得はできない。

この問題を解決するためには、特に治療作用をおよぼす面接技法や治療機序などについて、さまざまな特殊精神療法を比較検討して、「一般精神療法」の要素を抽出したエビデンスが必要であるように思う。

おわりに

一昔前に比べて、精神科医の間で精神療法のトレーニングに関するハードルは低くなっているような印象がある。その一つの要因は認知行動療法の普及だと思うが、彼らが医学生や研修医時代に受けた医療面接のトレーニング経験も関係しているのではないだろうか。

〔文献〕

（1）平島奈津子「歯科領域における心理療法―力動的な観点から」日口臭誌一〇（一号）、三一－一一頁、二〇一九
（2）平島奈津子「精神科の臨床に『医療面接』のスキルを活かす」臨床評価四〇、四〇一－四〇五頁、二〇一三
（3）Harden RM, Stevenson M, Downie WW, Wilson GM : Assessment of clinical competence using objective structured examination. Br Med J 1 : 447-451, 1975

（4）小此木啓吾「精神療法の構造と過程　その一」『精神分析セミナーI　精神療法の基礎』一－三六頁、岩崎学術出版社、一九八一
（5）平島奈津子・野口賢吾「心理療法以前に役立つ医療面接の技法」こころの科学一六〇、一八－二二頁、二〇一一

コラム

健康だったら、助けてもらえない……

この言葉は、長い間、統合失調症と誤診されていた患者がそうではないことを知った時に発せられた。その患者は、ニュージーランドの人気作家ジャネット・フレイム（一九二四〜二〇〇四）である。

「エンジェル・アット・マイ・テーブル」（一九九〇年、ニュージーランド）という映画をご存じだろうか。ジャネット・フレイムの自伝小説を映画化したもので、その中に、この台詞が登場する。この映画のメガフォンをとったJ・カンピオンは、抒情的な秀作「ピアノ・レッスン」（一九九三年）で注目を集めたニュージーランド出身の女性監督であり、本作品もヴェネチア国際映画祭審査員特別賞・映画批評家賞など数々の映画賞を受賞している。

映画のストーリーを紐解いていくと、ジャネットは、若き日――まだ抗精神病薬が開発されていない時代――、統合失調症と誤診され、「忘れられた患者」として入院生活を送った経験があった。彼女はおびただしい回数の電気けいれん療法を受け、あげくに、最新の治療法としてロボトミー手術まで計画された。運よく文学賞を受賞したためにロボトミー手術の難は逃れることができたが、もし実施されていたら、彼女の人生はまるで違ったものになっていただろう。

それにしても、彼女は何を根拠として統合失調症と診断されたのだろうか。

映画は、そのことには深く踏み込んでいない。

ただ、カメラは、他者に向けられた、もの言いたげな彼女の眼差しをとらえ、彼女が抱える恐怖と孤独を映し出すばかりである。彼女の気持ちの多くは言語化されず、観客は微妙な表情の変化から彼女の心情を類推するしかない。

ところで、筆者は、映画を観ている時に、いつのまにか精神科医の眼差しで登場人物をとらえていることがある。診察室で患者さんのストーリーを聴くように、登場人物の気持ちに寄り添い、語られない言葉を想像し、つかの間、人生の時間を共にしながら、彼らを理解しようと夢中になっていることがある。筆者にとって、「エンジェル・アット・マイ・テーブル」は、そんな映画のひとつである。

スクリーンに描き出されたところによると、幼少期から詩の才能を発揮した少女ジャネットは、彼女を取り巻くトゲトゲしい出来事や人々の感情から逃れ、バリアを張るように、徐々にそこから距離をおくようになっていった。それに伴うように、社交的な会話に馴染めない彼女のコミュニケーションは唐突となり、周囲の人々には理解しがたいものになっていったようである。

お世辞にも、学校生活に適応していたとは言えないジャネットが教師になろうと思い立ったのは、精神分析理論でいうところの反復強迫だったのだろうか。反復強迫とは、ストレスフルな体験をその後の人生の中で強迫的に繰り返すことをさすが、それは苦痛な体験を形を変えながらも繰り返し体験することによって克服しようとする試みであると考えられている。たとえば、フロイトは、歯科治療を受けてきた子どもたちが「ごっこ遊び」の中で歯医者に扮し、年下の子どもを患者にみたてていたエピソードを例にあげた。映画の中でも小学生のジャネットが納屋で女友達と二人、教師に扮し、ビール瓶を生徒にみたてて遊ぶ姿が出てくる。受動的に味わった苦痛な体験を今度は能動的に体験し直すことによってコントロールし克服しようとする挑戦が幾度となく繰り返される場合に、それはその人の人生のテーマとなる[1]。

小学校の教育実習を逃げ出してしまったジャネットは将来を悲観し、過量服薬による自殺を企て、それを知った心理学の教師と大学関係者の手によって、半ば強引に最初の精神科病院への入院が実行された。彼女は二度と教師を目指すことはなかった。

文学賞を受賞し、精神科病院を退院した後の彼女は精力的に執筆活動を続け、旅をし、さまざまな人々と出会い、何度か笑い、幾度となく失望し、傷つき、泣いた。

そして、中年期にさしかかろうとした頃、ジャネットは再び精神の危機を感じて、ロンドンのモーズレイ病院精神科を訪ねた。そこで、ロバート・カウリ医師から「統合失調症という診断は誤診である」と告げられたのである。それを聞いた彼女は、喜びも怒りもせず、ただただ当惑し、「健康だったら、助けてもらえない……」と呟いた。

ジャネットに限らず、その人だけが感じる精神の異変に、現代の精神医学は十分に対応できていないのかもしれない。否、それは病ではなく、苦悩であり、医学の範疇ではない、と断じる専門家もいるだろう。

幸いにも、ジャネットの主治医は彼女の苦悩を理解し、「過去の出来事を整理する」ために通院治療を提案し、それと同時に、「作品の中で、過去の出来事とそれをめぐる感情を吐露する」ことを勧めた。そして、「他人と付き合うのがイヤなら、独りでいていい」と伝えた。この時のジャネットの笑顔は最高の安堵を表現していたように、筆者には感じられた。主治医のそのひと言は、彼女を苦しめ続けた反復強迫の呪縛から自由になるための最初の一歩へと彼女の背中を押したように思えた。

それにしても、ジャネットのおびえる魂の軌跡がなぜ、こんなにもまばゆく、慈愛に満ちた物語として胸にせまってくるのだろうか。

「エンジェル・アット・マイ・テーブル」は、こころの臨床に携わるすべての人に勧めたい映画である。

[文献]

（1）D・H・マラン（鈴木龍訳）『心理療法の臨床と科学』誠信書房、一九九二

第Ⅱ部　精神科臨床と精神分析的精神療法

第1章　薬物療法医の精神療法

はじめに

二〇〇〇年五月に開かれた米国精神医学会年次総会のシンポジウムで、座長のリバは次のようなエピソードを紹介した[1]。

ある精神科レジデントが症例検討会で自殺企図をした患者を提示した。彼が処方した薬物について述べ始めたため、トレーニング・スタッフが患者について促すと、彼は「私は患者自身や患者の家族についてあまり知らないんです。ソーシャルワーカーが精神療法をしていて、私は薬物療法をしていたので」と答えたという。

当時、このエピソードは、米国において、忙しくて時間がとれない精神科医に代わってサイコロジストやソーシャルワーカーが精神療法（心理療法）を行う分担治療が盛んに行われている現状の中で、精神科医が患者とコミュニケートする意義に関する認識不足と、精神科医のコミュニケーション能力低下という問題提起として語られていた。しかし、このエピソードは、それ以上の問題を提起しているように思う。

たとえば、分担治療を行う時に精神療法を行う治療者が知り得た情報をどの程度精神科医に伝えるべきか、精神科医は症状が羅列されただけの情報による診断で適切な治療ができるのかというような疑問が浮かぶ。

本章では、構造化された時間をとって行う精神療法の治療者でもあり、また、混雑した一般外来診療で短時間の診療を行い、そのような精神療法は別の治療者をたてることもある立場の精神科医としての筆者の目からみた薬物療法と精神療法をめぐる話題について論述したい。

I　薬物療法医の精神療法

分担治療において、精神科医が薬物療法を担当することになるので、その場合の役割を強調する意味で、ここでは便宜的に「薬物療法医」と呼ぶことにする。つまり、本章で薬物療法医と呼ぶ時、混雑した一般外来での診療を行う精神科医を想起していただきたい。改めて述べるまでもないが、薬物療法医は単なる「薬物を処方する医師」ではない。精神障がいの診断を行い、治療全体を俯瞰して精神療法や薬物療法などの治療やケースワークの必要性を検討し、薬物は「処方しない」という選択をすることも薬物療法医の役割である。

精神科を受診した患者は、期待と不安を胸に秘めながら、精神科医に向かって病状や苦悩を話したり、話さなかったりする。投薬された薬を一粒ものまずに、別の精神科医を受診する患者もいる。患者を服薬する行為へと導くためには、患者の話をただ傾聴するだけでは足りず、患者が精神科医の話を文字通り

「腑に落ちた」と感じる必要がある。したがって、服薬が必要な患者が服薬を開始するまでにいくらかの時間を要することがあっても不思議ではない。薬物療法のアイデアを説明しただけで、実際には処方せず、服薬することについて話し合うことが優先されることもある。(2) 服薬を継続させ、プラセボ効果を増強させるような相互交流こそ、薬物療法医が行う、名前のつかない精神療法である。

そもそも、テレビ番組や雑誌などでの啓発活動にもかかわらず、未だに「精神科」に対してオドロオドロシイ空想を抱いている人は少なからずおり、そういう空想が「精神科」ではなく、言葉の響きがマイルドだという理由で「心療内科」へという受診行動につながっているように思う。同様に、向精神薬に対しても誤解や偏見がある。たとえば、文系大学での筆者が担当した講義で「精神障がいに薬物療法が有効である」という知識に初めて触れた学生たちのアンケートには「薬で心をコントロールされるなんてショック」「服薬することによって人間の尊厳を失ってしまう」という強い抵抗感が表明されていた。また、外来を受診した患者の中にも、「抗うつ薬には依存性がある」という誤った情報に基づく不安を口にする人もいる。このような精神科や向精神薬に関する不安を抱く患者たちとのコミュニケーションから薬物療法医の精神療法は始まり、そのプロセスの中で心理教育が行われ、患者との治療的な協力関係(治療同盟)が構築され、治療方針や治療の見通しが患者と共有されることになる。

薬物療法医が患者と対面している時間は精神療法医に比べればかなり短い。精神分析的精神療法を例にとれば、一般外来診療の薬物療法医が患者に無意識的な解釈をする時間はない。解釈には、そこに到達するまでのやりとりと、解釈に対する患者の反応をめぐるやりとりという長いプロセスが含まれるが、通常、一般外来診療ではそのプロセスを許容するようなまとまった時間はとれない。とすれば、分担治療の薬物療法医が行う精神療法は、もう一人の治療者が行う精神療法とは自ずと異なってくる。その治療設定に見合った精神療法を行う配慮を心得ていなければ、患者は抱えきれない情緒を精神療法の副産物として「外の世界」で表出することになる。[2]

ところで、分担治療に限らず、時々、「薬が必要なくなったら、先生の外来には通えなくなるんですか」と訊かれることがある。あるいは、もはや服薬の必要性を感じなくなっているにもかかわらず、最後の一粒がなかなか手放せない患者がいる。このような患者の中には、主治医や薬そのものを、米国の精神分析家コフートが概念化した自己－対象（selfobject）に近い存在として感じていることがある。[3]

コフート[4]によれば、乳幼児はその生存のために、あたかも乳幼児の一部のように欲求を満たす共感的な母親のような存在を必要とするが、彼はこれを自己－対象と呼んだ。乳幼児は、成長するにしたがって、自己－対象を心の機能として消化・吸収して自分のものとしてとりいれて（変容性内在化）、自律していく。しかし、その発達が阻害されると、いつまでも外的な自己－対象を必要とするようになる。つまり、何事においても他者の承認や賞賛を必要とするような自己愛の問題が生じるという。

主治医が外的な自己－対象とみなされている時、主治医は患者の自己の延長線上にある、理想化された存在として患者に認識されている。この場合の治療的な振る舞いは、その理想化をひるむことなく引き受けながら、患者を支え、その「患者を支える治療者」を患者が自分の心の機能として内在化して自律していくプロセスに根気よく付き合っていくことであるように思う。そのプロセスの中で、患者にとっての「薬」の意味を考え、共有することは有益である。その時にもなお、薬物療法医の言葉かけは患者を驚かせず、患者が「実は私もそう思っていたんです」などと応じるようなものでありたい。その意味では、名前のつかない精神療法にも、それ相応の修行は必要である。

Ⅱ　薬物療法における転移と逆転移

医師が処方する薬は、薬局で市販されている薬とは異なる。ここで問題にしているのは、手に入る薬の種類が違うという話ではもちろんない。

精神科医がどんなに薬物療法だけに徹して患者の心理に無頓着であっても、自分が処方する薬剤の効果や副作用について不安や期待を抱かないわけにはいかない。同様に、患者もさまざまな不安や期待を抱きながら医師が処方する薬を服用する。そこには、必然的に投薬をめぐる心理的な交流が生まれる。この心理的な交流は現実的な医師－患者関係を反映するだけではなく、過去の医療体験をも含む対人関係や情緒が無意識的に反映される。これを精神分析理論では、転移（tranference）と呼んでいる。

薬物療法が行われる場合、転移は、精神科医に対する転移と、薬剤そのものに対する転移の両者に注意を払う必要がある。また、転移には、大別して、陽性転移（positive transference）と陰性転移（negative transference）がある。陽性転移は好意的な情緒や空想から成る転移であり、逆に陰性転移は否定的・葛藤的な情緒や空想から成る転移である。陽性転移や陰性転移は治療関係の中で錯綜するが、たいていは前意識的あるいは無意識的なものである。薬物療法をしていく上で、転移という現象を知っていると、治療関係を理解する上で役に立つことが少なくない。

たとえば、自己破壊的な行為として過量服薬や手首自傷を繰り返していた患者が、治療関係が構築された後の治療者の休暇中に過量服薬をした場合、治療開始以前の過量服薬と同質のものではありえないので、その後の患者とのやりとりによる理解が欠かせない。筆者が体験した一例を披露すると、その患者は過量服薬した時に治療者に対するさまざまな空想をしていたことがわかった。それらから得られた理解によると、患者の中では「薬＝治療者」と感じられて、過量服薬することによって、治療者を呑み込み、破壊し、融合する願望があった。そして、その背景には、治療者という親密な他者との間にできた短期間の空隙（治療者の休暇）が、その患者にとっては永遠の喪失として感じられていたことがあった。

一方、治療者自身の情緒や空想も、治療関係を理解するための重要な情報になる。治療者自身の情緒や空想には、患者の転移に反応して起こる逆転移（countertransference）と、それとは独立した、治療者自身の幼少期からの――そこには当然ながら医療者としての体験も含まれる――体験やパーソナリティに根差した情緒や空想があるが、この両者は時にはっきりと分かち難いことがあり、これもまた前意識的あるいは無意識的なものである。

そもそも、患者よりも医師の方が薬物療法に期待を抱いているものである。たとえば、なかなか良くならない患者に対して抗不安薬を処方しようとする時、「〝誰〟の不安に対して投薬しようとしているのか」を考えてみる――つまり、「治療者が不安になって不必要な薬を処方しようとしていないか。薬に過度の期待を寄せていないか」と自問する必要がある。治療者自身の不安や無力感を理解することが停滞した治療に対する新たな気づきをもたらしてくれることがある。

Ⅲ　薬物療法と精神療法の併用

1　併用療法の導入に伴う心理

近年では、うつ病、パニック症や社交不安症、統合失調症、ボーダーラインパターン（境界性パーソナリティ障害）など、さまざまな精神障がいにおいて薬物療法と精神療法との併用が行われ、その有効性が報告されている。しかし、研究報告で得られた併用療法の有効性をそのまま一般の臨床場面にあてはめて考えることには限界がある。なぜなら、短期間の定められた契約のもとで実施される臨床試験とは異なり、実際の臨床現場で併用療法の導入が決定される時には、それまでの治療者－患者関係や治療効果などが影響し、治療もいつ終わるかわからないものだからである。

また、薬物療法と精神療法の併用に関して、その導入のタイミングに関する臨床研究は十分になされているとはいえないが、実際の治療では重要な局面になりうる。たとえば、ギャバード[5]は、力動的精神療法過程における薬物療法の導入が患者にとって自己愛の傷つきや自分自身に課せられた仕事の失敗として体験されることを指摘している。その意味では、精神療法過程中の薬物療法の導入を「精神療法的な介入」のひとつ[6]として認識し、それ自体の意味を考察していく必要がある。

2　A‐Tスプリット概念の変遷

わが国では、「分担治療」と「A‐Tスプリット」は同義語だと考えている人が多い。それほど、「A‐

Tスプリット」という言葉は定着しているが、この術語が日本に「輸入」されてきた当初は、治療的な論議が活発に行われた。まずは、その話から始めたい。

わが国にA‐Tスプリット概念が紹介されたのは、一九七〇年代前半、米国のメニンガー・サナトリウムでの留学体験を基にして入院治療を実施した岩崎の学会報告が最初である(7)。当時、メニンガー・サナトリウムは精神分析的指向をもつ治療を実践する医療機関として内外に広く知られ、日本人を初め多くの留学生を受け入れていた。その入院治療では、入院患者一人に対して、入院治療全体をマネージメントする管理医（Administrator：A‐Tスプリットの A）と個人精神分析療法を提供する治療者（Therapist：A‐Tスプリットの T）が別々にたてられ、精神分析家（T）が得た情報は管理医（A）には伝えず、その情報によって患者の処遇や処方が影響されないことを保証した。これによって、患者は自分の発言によって入院中の処遇や処方が変更される心配をすることなく、Tの前で自由に連想することが可能になる。一方、AはTとは別個に患者と面接し、看護師らと相談しながら、Aが観察しうる情報に基づいて入院治療を進めていくことになり、TとAはお互いの役割の境界を強固に護ることによって、文字通りスプリット（分離）されたまま、それぞれの治療が行われる。すなわち、当初、A‐Tスプリットの目的は、入院治療中の患者に対する精神分析治療において、精神分析家の中立性を保持することにあった。このような精神分析療法を中心に考察され実践されたA‐Tスプリットは、先述の岩崎(7)によると、欧米では一九二〇年代からみられていたようであり、Tのほとんどは精神科医だったという。

しかし、当初、わが国の精神分析的な指向をもつ治療者のすべてがA‐Tスプリットの概念を歓迎したわけではなかった。当時の学会では、入院治療で一人の主治医が患者の全体を把握することをよしとする考え方との論争もあったようである。[7]

A-Tスプリットを取り入れたわが国での入院治療では、欧米のように週四～七日という高頻度の精神分析療法が併用されることはほとんどなく、精神分析的な面接が併用されるとすれば、週一～二日程度の低頻度のものが一般的であり、治療者が別にたてられる場合にはその多くが非医師（サイコロジスト）だという違いがあった。その違いはA-Tスプリットの運用にも影響を与えた。たとえば、本邦においてA-Tスプリット治療の報告が多い重篤なパーソナリティ症や摂食障害の患者では、激しい問題行動への対応や身体管理などをAである精神科医が担うことによって、Tである非医師の治療者はそれらの脅威にふりまわされることなく、患者の内的な世界を理解し、治療的に介入することが可能になる。この場合、Aを含めた入院治療の機能が患者とTを抱える環境（Winnicott, 1958）[8]として作用しているといえる。このようなA-Tスプリットでは、AとTの間の情報伝達がより柔軟になるのは必然であろう。サイコロジストである中村[9]はTの立場から「管理医とセラピストは定期的にミーティングを持ち、ある程度の情報交換をしていて、病棟スタッフとセラピストの溝が深刻にならないように管理医が橋渡しをしてくれた。病棟では心理療法の過程に伴う反応について説明し、セラピストには病棟での様子を中立的に知らせてくれた」と述べている。すなわち、中村らのA-Tスプリットでは、管理医（A）は心理療法（精神療法）の情報をスプリットすることなく、それも含めて治療全体を理解し、統合することを期待されており、わが国にその概念が輸入された当初のA-Tスプリットとはだいぶ趣が異なっていた。

現在では、A-Tスプリットの概念はさらに拡大されて、外来治療における治療者の分担体制にも用いられるようになっている。すなわち、主治医である精神科医がA-TスプリットのAにあたり、それとは別に、Tがある程度まとまった時間をとって心理療法（精神療法）を行う体制も意味するようになっている。ちなみに、A‐Tスプリット概念が生まれた米国では、このような治療体制は単にsplit treatmentと呼ばれている[10]。

3 スプリット・トリートメント

米国では、マネージド・ケアの影響もあり、すでに一九九〇年代からスプリット・トリートメントがスタンダードだったようである[10]。精神療法専門のクリニックが少なくない米国では、薬物療法を担当する主治医（精神科医）と精神療法を担当する治療者は必ずしも旧知の仲とは限らず、綿密な連絡があるわけでもなく、「気がついたら同じ患者を治療していた」という、いわゆる「clinical shotgun wedding（できちゃった結婚的臨床）」と揶揄されるようなチームの成立の仕方が少なくないという[11]。まさしく、それぞれの治療はスプリット・オフされている。そして、両者の責任の所在は極めて曖昧である。このことは治療上だけでなく、訴訟問題にも関わってくる問題である[12]。

公認心理師が国家資格として認められるようになったわが国でも、今後、精神療法専門クリニックの開業が増え、相互刺激的に、いわゆるカウンセリングを求める人たちがますます増えていくことが予想されるため、米国の状況を対岸の火事とばかりに看過することはできないように思う。

二〇年以上も前のことであるが、筆者もclinical shotgun weddingを経験したことがある。その患者は精神療法の開業クリニックに通っていることを数カ月経ってから打ち明けた。一般外来の主治医だった筆者は予想もしなかった患者の告白に驚いて、「言ってくれれば、カウンセリングについて相談に乗れたのに」というようなことを反射的に告げた。そして、そのカウンセラー宛てに主治医から紹介状を書いてよいかと患者に尋ねて承諾が得られたので、診断や投薬内容などを書いた短い手紙を送った。治療的に連携をとらねばならない時に備えて、という気持ちからだった。正直、その指向する技法も技量も見知らぬカウンセラーに不安を抱いてもいた。しかし、遂に返事はこなかった。カウンセラーの「沈黙」についてはわが国に導入された初期のA‐Tスプリットのポリシーに近い考え方によるものなのかと解釈し、様子をみるしかなかった。それからしばらくの間、患者の口から「カウンセラーが言っていた」という枕詞の後、薬物療法や主治医の言動に対する批判が語られることが幾度かあった。経験上、それらは「カウンセラーが同意してくれたと感じた患者が言いにくい本心」だからこそ主治医に向かって語っているのだと理解できたので、そのつもりで聴き、対応するうちに、カウンセラーの話題はいつのまにか出なくなった。かなり経ってから、何か感ずるところがあったのだと思うが、「そういえば、カウンセリングは続いているんですか」と訊いた時には、患者はカウンセリングに通うのをやめていた。その患者は子どもの頃から自分の着る服も食べる物も、進路さえも「自分の言い分は通らない」と感じてきたあまり、何も言わずに実力行使で既成事実をつくるやり口を身に着けてしまった人だった。その頃には、筆者にも、その文脈から主治医に何も言わずにカウンセラーを見つけてきた行動を理解できるようになっていた。いま振り返ってみれば、もしカウンセラーが気心の知れた人だったら、主治医である筆者がとる態度はもう少し違っていたのではなかったか、と思う。少なくとも、「防戦」一方にはならずに、カウンセリングの継続を支持するような対応をしていたような気がする。患者がカウンセリングをやめていたことを知った時、どこかで安堵していた自分を――器の底に沈んだ澱《おり》のように――今でも思い出すことがある。

4 スプリットからインテグレーション（統合）へ

薬物療法と精神療法の併用療法の治療効果に関する比較検証研究はさまざまな精神障がいに対して実施されているが、それと対照的に、「併行して実施されている薬物療法と精神療法がお互いにどのような影響をおよぼし合うのか」、あるいは「どのようなタイミングで精神療法は導入されるべきか」などのプロセスに関する系統的な研究報告は限定されている。[10] それに呼応するように、薬物療法と精神療法の併用に関する教育法（カリキュラムやプログラム）についても十分な議論が尽くされていないように思う。[10・11] わが国でも、このことは精神科専門医の生涯教育における課題のひとつといえるだろう。

エリソン[13]は、「薬物療法医が効果的な協働治療を実施するためには、精神療法の価値に基本的な敬意をもち、サイコセラピストに対しても適切で受容的な態度を示すことが必要である」と述べて、精神科薬物療法医がサイコセラピストとの協働治療を成功裏に実施できるようになるために必要な訓練として、講義では精神医学的診断や治療（薬物療法・非薬物療法）に関する基本的な知識に加えて、協働治療の効果、その長所と短所、リスク・マネージメント、薬物療法の（精神）力動などをあげ、臨床経験では薬物療法医として数種類の精神障がいにおいて協働治療を経験するだけではなく、自身もサイコセラピストとして協働治療を経験することをあげた。さらに、協働治療の治療過程やリスク・マネージメントなどに焦点づけたスーパービジョンやケースカンファランスなどを通して協働治療に関する理解を深めていくことが必要であると述べている。彼の提案で印象的なのは、薬物療法医が協働するサイコセラピストの立場を理解し、一定の敬意を払うことができるためには自らも精神療法を治療者として経験すべきだとした点である。同様のことが逆の立場である非医師のサイコセラピストにもいえるように思う。もちろん、サイコロジストの場合、自ら薬物を処方することはできないが、少なくとも薬物療法への理解を深めることによって、いたずらに服薬を敵視することなく、あるいは服薬に万能的な期待を抱くことなく、薬物療法医と適切に協働することができるようになると思う。

さらに、協働する治療者がお互いに払う敬意には、お互いが果たすべき領分を認識し、それを尊重し、侵さないということも含まれているように思う。たとえば、薬物療法医の場合には、患者が精神療法で何を語っているのかをむやみに知りたがらないということである。そして、サイコセラピストの場合には、患者に対して薬物療法についての意見を述べないということである。もし、これらの行為が生じた場合には、患者の内的な葛藤に関連した力動が治療関係に投影されている可能性がある。そして、同時に、治療者自身の問題が影響している可能性を省察する必要もある。

それでは、各々の治療で得た情報の取り扱いは、どのようにしたらよいのだろうか。

筆者は協働治療を開始する際に、前もって「治療上、その必要が生じた場合にはサイコセラピストに連絡をとり、情報交換を行う」ことを伝え、患者の承諾を得るようにしている。大抵の患者は治療者同士が連絡をとることについて肯定的に受けとめるが、中にはそれを嫌がる患者もいる。その場合には、患者の内的な問題との関連が少なからずあると考えて、無理強いせず、様子をみていくようにしている。たとえば、ボーダーラインパターン患者では、しばしば、心的な防衛としてスプリット（分裂）機制を用いているため、その治療初期には、相矛盾する自分の側面を二つの治療場面に振り分けて隔離することができる分担治療の設定が患者の防衛を強化する機能を果たす結果、患者の普段の生活ぶりは一見安定して見えることがあり、そのような表面上の安定が治療を軌道に乗せるのに一役買うことがある。

すでに一〇年以上前に治療を終結したケースだが、一般外来で診ていた二〇代の（重篤なパーソナリティ障害は併存していなかった）神経性大食症患者の例では、結局、依頼した開業精神療法クリニックのサイコロジストと直接会って情報交換をしなければならない事態にはならなかった。何度か、サイコロジストが所属する組織でのケースカンファランスに提示したレジュメが送られてきて、それについて返事を書いたりもしたが、一般外来の診療場面ではその情報にはほとんど影響されず、短い診療時間の中で得られた情報について患者とやりとりし、薬物療法を行っていた。症状がほぼ消失し、薬による過鎮静が出始めたのを合図に薬を漸減中止し、その後もしばらく通院したのちに治療を終結した。確か、その少し前に精神療法も終結していたと記憶している。今年も患者からの年賀状が届き、穏やかな暮らしぶりが窺えた。おそらく、サイコロジストにも同じような年賀状が届いているはずである。

筆者自身の経験では、薬物療法と精神療法の二つの治療が患者の中で統合されて機能している時には、それぞれの治療はむしろ自律的に作用しながら、それと意識せずに、もう一方の治療にポジティブな影響をおよぼしているように思う。反対に、二つの治療の歯車が上手くかみ合わなくなった時に、二人の治療者は積極的に話し合う必要性を感じるのかもしれない。

Ⅳ　臨床試験の精神療法的側面

臨床試験は精神療法の基本的な要素を豊富に含んでいるが、わが国では、その点に言及している論文はほとんどない。

臨床試験において、患者の人権に配慮して作成されたプロトコールのもとに行われるということ自体が精神療法的には非常に重要な意味をもつ。すなわち、患者は人権に対する配慮を言語的・非言語的に感じるため、自分が一人の人間として尊重されているという感覚をもちやすくなる。

そこでは、薬物や手順についての説明が充分な時間をかけて行われた上で、患者は臨床試験参加への意思を表明して契約が行われるが、この場合の契約は文書で行われるため、契約関係がより明確になる利点があり、必然的に協力関係も生まれやすい。手順によっては、患者に日記をつけてもらったり、充分な時間をかけて症状の変化、もしくは、その契機や出来事などの情報を聴取する面接が適宜行われたり、定期的な検査が行われるため、患者は精神療法における体験に類似の、治療者のあたたかな関心や尊重を体験する。

バイトマン[6]によれば、患者はしばしば臨床試験を自己‐変化（self-change）を生み出すメカニズムとして利用しているという。たとえば、パニック症と全般性不安症の臨床試験において、実薬であるかプラセボであるかという違いとは独立して、自己‐変化を望む患者の積極性が結果に反映されたという。

ところで、臨床試験では、薬効を評価するために対照薬としてプラセボを使用することが望まれている。しかし、興味深いことに、西園[14]によれば、神経症を対象とした抗不安薬の臨床試験において、プラセボ効果の出現率が五〇％に達する例が稀ではないという。

また、従来は、プラセボ効果の要因として薬だという暗示が前提にあるとされてきたが、宍倉ら[15]によれば、プラセボをプラセボだと説明して投与した時にも、ある程度の効果が現れるという。そのことは、暗示だけでなく、医師と患者の関わりによる心理的影響もプラセボ効果を生み出す要因のひとつであることを示唆している。

　それだけに、臨床試験の終了に際して患者がどのような内的体験をするのかを理解しておく必要がある。効果を実感した患者では大切なものを医師に取り上げられてしまったように感じられるかもしれないし、評価表のための面接や検査に精神療法的な意味を見出していた患者は医師から急に見放されたように感じているかもしれない。あるいは、臨床試験というプロジェクトに参加することで、ある種の帰属感や高揚感を得ていた患者は、そこから放り出されたような淋しさを感じるかもしれない。総じて、患者は「臨床試験での一連の体験」を、その終了に伴って失っている。このような患者の喪失体験に医師が鈍感でいると、患者からの思わぬ攻撃や、薬理作用からは考えにくい副作用（有害なプラセボ効果）[16]の慢性化を招くことにもなりかねない。医師は、臨床試験の精神療法的側面を充分に認識し、臨床試験終了後も面接の設定や時間などの治療構造や面接態度を急激に変えることなく、患者の気持ちを汲み取っていくアプローチを続けていく必要がある。

おわりに

　S・フロイトが生物医学と精神分析（的精神）療法との接点を模索したにもかかわらず、長い間、精神分析（的精神）療法は brainless（脳は置き去り）のままだった。一方、向精神薬の開発は精神疾患を脳の病気とみなすことによって、mindless（心は置き去り）の状態が長く続いた。薬物療法の限界がみえて、再び、精神療法に光があてられたが、その併用治療におけるプロセスの解明はまだ端緒についたばかりであり、課題は山積しているように思う。

［文献］

（1）Lamberg L : Patient-physician relationship critical even during brief 'medical checks.' JAMA 284 (1) ; 29-31, 2000.

（2）平島奈津子「薬物療法医と精神療法医は分離しうるか―A‐Tスプリットをめぐって」臨床精神薬理二一（五）、六二一‐六二六頁、二〇一八

（3）Lebovitz PS : Integrating psychoanalysis and psychopharmacology : A review of literature of combined treatment for affective disorders. J Am Acad Psychoanal Dyn Psychiatry 32 (4) ; 585-596, 2004.

（4）Ornstein PH（伊藤洸訳）『コフート入門―自己の探究』岩崎学術出版社、一九八七

（5）Gabbard GO : Mind and brain in psychiatric treatment. Bull Menninger Clin 58 ; 427-446, 1994.

（6）Beitmann BD : Integrating pharmacotherapy and psychotherapy : An emerging ield of study. Bull Menniger Clin 60 (2) ; 160-173, 1996.

（7）岩崎徹也「日本における『A‐Tスプリット』の始まり」精神分析研究五一（四）、三四五‐三四八頁、二〇〇七

（8）Winnicott DW : Winnicott DW Collect Papers: Through paediatrics to psycho-analysis. Tavistock Publications, London, 1958.（北山修監訳『児童分析から精神分析へ―ウィニコット臨床論文集Ⅱ』岩崎学術出版社、一九九〇）

（9）中村留貴子「境界性人格障害患者の治療におけるA‐Tスプリット―サイコロジストと精神科医の連携をめぐって」精神療法三〇（二）、一五〇‐一五七頁、二〇〇四

（10）Chiles JA, Carlin AS, Benjamin GAH, et al. : A physician, a nonmedical psychotherapist, and a patient : The pharmacotherapy-psychotherapy triangle. In. Integrating pharmacotherapy and psychotherapy. Edited by Beitmann BD, Klermann GL. Washington, D.C. American Psychiatric Publishing, Inc., 105-118, 1991.

(11) Meyer DJ, Simon RI : Split treatment : Clarity between psychiatrists and psychotherapists. Part Ⅰ. Psychiatr. Annals. 29 ; 241-245, 1999.
(12) Gabbard GO, Kay J : The fate of integrated treatment : Whatever happened to the biopsychosocial psychiatrist? Am J Psychiatry 158 ; 1956-1963, 2001.
(13) Ellison JM : Teaching collaboration between pharmacotherapist and psychotherapist. Acad Psychiatry 29 ; 195-202, 2005
(14) 西園昌久「プラセボ効果再考―臨床におけるプラセボ使用の問題」臨床精神薬理二（二）、一〇七－一一三頁、一九九九
(15) 宍倉久里江・上島国利「処方と服薬の心理を考える」臨床精神薬理二（二）、九九－一〇六頁、一九九九
(16) 上島国利「投薬に対する心理的反応」精神科 MOOK 増刊1：精神科領域における薬物療法（島園安雄・保崎秀夫編集主幹、八木剛平編集企画）、五二－六一頁、金原出版、一九八九

コラム

多様性と差別

「女性の声は十分に大きく、もはやマイノリティとはいえない」と思われる読者もいるかもしれない。だが、二〇二〇年、新型コロナウィルス感染症の世界的な流行による不況下で、真っ先に職を失ったのが非正規雇用の女性だったことは、記憶に新しい[1]。かつて中国が掲げた「一人っ子政策」のもとで女児の出生率が目に見えて少なくなったことを初めとして、新生児の性別がコントロールされ、世界的にみて性別のバランスに大きな歪みが生じていて、女性が少ないことも事実である[2]。そして、日本のジェンダー・ギャップ指数は、世界の中で格段に低い[3]。

Diversity & Inclusion（以下、D&I）のムーヴメントは、一九七〇年代、米国の企業戦略として、女性や有色人種などのマイノリティを積極的に採用して、差別のない処遇のもと、彼らの多様な特性や価値観を活かして企業成長へとつなげたいという狙いから始まったといわれている。近年、わが国でも大企業を中心にその理念は取り入れられつつあり、その推進策のひとつとして、Employee Resource Group（通称ERG）の活動が拡がっている。

ERGとは、D&Iに関心のある社員たちによって、コミュニティへの関心や企業文化の改革などに寄与する活動を自発的に企画・運営するグループのことで、いわばボトムアップ型のD&I推進活動といえる。ERGの例としては、LGBTQ（性的マイノリティ）社員、多国籍社員、育メン（育児をする父親）社員、発達障がい社員などのグループがある。

一方、D&Iが叫ばれる中で、その表裏の関係ともいえる、ヘイトスピーチのような「大っぴらな差別」が未だに社会問題となっている。ヘイトスピーチは単なる言論の自由で測れる問題ではなく、そこに含まれる攻撃性や排除性が本質である。二〇一六年に「ヘイトスピーチ解消法」「障害者差別解消法」「部落差別解消法」が相次いで制定されたが、差別の問題は世代間に意識的・無意識的に継承されてきた文化的な問題が影響しているため、法律だけで解決できるものではない。その意味で、近年、着目されているのがマイクロアグレッションである。

マイクロアグレッションは一九七〇年代に米国の精神科医ピアースによってつくられた造語である。これは、自分は「差別とは無関係」と考えている人々の無自覚の差別的攻撃性をさす。たとえば、生まれた時から日本で暮らす韓国人に対する「日本語、上手ですね」のひとことや、視覚障がい者に対して無意識に大声で話しかけてしまうことなどが代表的なものとして知られている。マイクロアグレッションの厄介な点は、その攻撃性が微細で間接的であるため、被害者が「考えすぎだ」と思い悩みながら、日々の生活の中で反復され積み重ねられていくことと、いざ加害者にその辛さを表明しても「心外だ」（まさに無意識なわけだが）、「被害的だ」と否定され受け入れられずに、両者の溝がさらに深まるだけになりかねないことである。(4・5)

ところで、二〇二〇年、アニメーション映画「鬼滅の刃」が空前の大ヒットを記録した。その影で、もうひとつの「人を食らう鬼」の物語である「約束のネバーランド」が、静かだが大きな反響を呼んだ。どちらも漫画誌「少年ジャンプ」に連載され、すでに完結している。

「約束のネバーランド」は、自分たちが暮らす「孤児院」が実は「鬼」のための「食用の人間を育てる農場」であり、「農場」の外には「鬼が支配する世界」が拡がり、人間は食用としてのみ存在しているという事実に、主人公をリーダーとする子どもたちが気づいたところから始まり、その世界からの脱出を試みる物語である。それは、一見、マイノリティとマジョリティの闘いを描いているようだが、読み進めていくと、自分自身の中にある「欲望」や、その根幹にある「飢餓や死に対する恐怖」を克復しようとする物語であることに気づかされる。つまり、私たちの心の中にも、同様の「他者から生存を脅かされる（他者に呑み込まれる）」恐怖があり、その恐怖から自己を護るために「高い壁（境界）」を造ろうとしたり、あるいは「相手を凌駕する（呑み込む）欲望」に歯止めがかからなくなったりしている「鬼」が棲んでいるのかもしれない。そして、そのような心の動きが外界に「投影」された結果が「差別」なのだろうと思った。とすれば、本当の問題は、自分自身の内なる「恐怖」にあるということになる。

［文献］

（1）厚生労働大臣指定法人 いのち支える自殺対策センター「コロナ禍における自殺の動向に関する分析（緊急レポート）」、二〇二〇（https://3112052d-38f7-4601-af43-2555a2470f1f.filesusr.com/ugd/0c32a8_91d15d66d1bf41a69a1f41e8064f4b2b.pdf）［二〇二〇年一一月一五日閲覧］

（2）マーラ・ヴィスティンドール（太田尚子訳）『女性のいない世界―性比不均衡がもたらす恐怖のシナリオ』講談社、二〇一二

（3）男女共同参画局「世界経済フォーラムが『ジェンダー・ギャップ指数2022』を公表」（https://www.gender.go.jp/public/kyodosankaku/2022/202208/202208_07.html）［二〇二三年二月五日閲覧］

（4）金友子「マイクロアグレッション概念の射程」立命館大学生存学研究センター報告書（二四）、一〇五―一二三頁、二〇一六

(5) デラルド・ウィン・スー(マイクロアグレッション研究会訳)『日常生活に埋め込まれたマイクロアグレッション』明石書店、二〇二〇

第2章　女性のセクシュアリティと精神分析的精神療法

はじめに

このテーマについて執筆するのは、正直、気が重い。その理由のひとつには「興味本位で読まれるのではないか」という怖れがある。それは、いわゆる「下ネタ」に興じる男性たちに対して感じる嫌悪に似たような怖れである。この場合、怖れは抵抗とも言いかえられるかもしれない。つまり、セックスについて自由に考えることや、その考えを表明することに対する抵抗である。そこで、本章は、私自身を含めた、女性たちが抱える、このような怖れや抵抗の源泉に関する考察から始めたい。

I　女性のセクシュアリティ

異性に対する関心や性欲の低下は、男女を問わず、うつ病の症状としてそう珍しいものではない。それにもかかわらず、その訴えには明らかな性差がある。治療関係が構築されると、たとえ女性の治療者であっても、男性患者が「インポテンツなのは、症状なのか、薬のせいなのか？」と相談してくることは日常的だが、女性患者では、治療者から問うても、「(性的な関心の低下などは) 気にもとめていなかった」と応じることが多く、治療的な課題になることはあまりなく、彼女たちは総じて「どうでもよいこと」と捉えている印象がある。しかし、それが果たして女性たちの本心なのか、というと、疑問が残る。

一九世紀末のウィーンで、精神分析療法の始祖であるS・フロイトは、ヒステリーの女性患者たちの病因として、抑圧された無意識的な性的願望や葛藤が存在することを見出した。現代の日本は、当時のウィーンに比べれば、女性は性をめぐる話題について遥かに自由に語れるようになっているのかもしれない。それでも、女性たちに対する無意識的なブレーキは未だに健在であるように感じる。

米国の心理学者のディナースタインは、そのブレーキ（抑圧）の源泉を女性が子どもたちの人生最早期に主要な養育者になることにあると主張した[1]。

他の動物と異なり、人間の赤ん坊は生まれてすぐには立ち上がることも歩くこともできないので、自分の力だけでは生き延びることは不可能である。言いかえれば、人間の赤ん坊は、その生存のために完全に近い世話を受けなければならない。英国の児童精神分析家のウィニコットは、これに呼応した母親の機能を「原初の母性的没頭」と呼び、母子のこの時期を「絶対依存期」と呼んだ[2]。

ディナースタインは、この時期の赤ん坊の心理とその後の社会が共有する無意識的幻想について、精神分析家のメラニー・クラインの理論を援用して、次のような考察を展開した。すなわち、赤ん坊は絶対的に無力な存在であるがゆえに、それを補完するものとして「自分が望めば、栄養の供給元である乳房が現れる」という全能幻想を抱く。しかし、赤ん坊の世話をする母親は赤ん坊とは独立した別個の主観や意思、さらに言えば一人の女性としての性欲や願望をもっている。その事実を認めることは全能感の喪失を惹起し、それは男女を問わず、人間の根源的な嘆きとして刻印され、断じて許しがたいものである。このような嘆きのために、男性も女性も、女性の衝動性そのものに対する非理性的な恐怖や幻想にがんじがらめになった深い恨みを抱いている。だからこそ、女性が相手の男性に与える快感とは無関係の、女性自身が味わう性的な快感が、男性を本質的に脅かすのだという[1]。

彼女の論理を借りれば、男性に与える快感とは無関係の、女性自身が味わう性的快感が男性を脅かす所以は、男性の渇きよりも女性が自身の関心に忠実に生きることにあり、その怖れは男性ばかりでなく、かつて赤ん坊だった女性自身にとっても、生命を危険にさらす脅威として無意識的な記憶に刻まれているということにならないか。それゆえに、女性は無意識的に自身が他者の脅威になることを怖れて、性的な衝動を用心深く隠しているのだろうか。

ところで、しばしば母親は女児に対して一体であるという空想を抱く[3]が、カナダとベネズエラで精神分析家として活躍しているロペスコルヴォは、このような母親の娘への同一化による支配や批判的な態度が特に娘のマスターベーションに向けられ、それによって少女はこの行為に対して「悪い、汚い、罪深い」などの怖れを植え付けられると指摘した[4]。さらに、彼は、「このような価値観は、象徴的に『売春婦（力強い本能欲求）』と『尼僧（強大な罪の心情）』という両極にある内的表象へのとらわれに発展する」と述べ、「現代の女性たちは性的な話題を友人たちやパートナーと自由に話すかもしれない。しかし、彼女たちのファンタジーを含むマスターベーションの習慣は常に厳しい内的な検閲を受けており、その結果、滅多に共有されない[4]」と分析した。この見解は、少なくとも、自身も女性である筆者には、女性たちが抱える性的な現実の一端を言い当てているように思える。そして、男性とは関係のない性的快感を女性自身が禁止する世代間伝達を想起させる。

ところで、人工授精による妊娠が可能になったことを持ち出すまでもなく、ペニスの存在は男性の優越性には何ら関係がないことは明らかである。フロイトが女性の精神性的な発達の礎石として提唱したペニス羨望は、現代では「無価値観、ナルシシズムの傷つき、不適切感、剥奪、痛手などの感覚を表すようになった発達上の比喩」[5]として理解され、すべての女性が一律にペニス羨望を抱くわけではないというコンセンサスが得られている。

一方、フロイトが見過ごした男性の女性に対する「母性羨望」については、後世の女性分析家を中心に議論されている。たとえば、クラインは「知識を求める衝動と子どもをもちたいという願望とを混ぜ合わせることによって、男の子は知的な局面への置き換えができる……ペニスの所有から導き出された優越感によって隠され過補償される。この男性的態勢の過大視は、その結果、極端な男らしさの主張となって現れる」と述べ、このような男性の女性に対する競争心は人生早期に遡る女性的なものに対するコンプレクスに源があるため、同性に対するものよりも非社会的でサディスティックになる傾向があることを明らかにした[6]。

「生命をその体内で創生し、育み、この世に送り出した後も自身の体内（乳房）から生命を維持する栄養物（乳汁）を創出する」ことができる女性に対する男性の羨望は、社会の仕組みとして女性を「育児」に閉じ込めることによって女性を支配するシステムの構築を企て、長い歴史の中で女性もそれに共謀してきたということなのだろうか。先述したロペスコルヴォは、女性解放運動（ウーマン・リブ）を考察し、男女平等を求める女性たちは、女性を、本来のセクシュアリティを認める方向ではなく、「男性化」へと導くという過ちを犯したと述べ、「もし女性たちがより男性化したら、必然的に女性たちは男性の子孫を女性化させるであろうと考えられる。実際に今日、多くの若い男性が髪を伸ばしたりイヤリングをしたり、性的な曖昧さを強めたりするなどの行動にこの傾向が表れている。しかし、それは代償として男の攻撃性あるいはマッチョで雄々しい行動の増加という逆説的な反応をも引き起こす」と主張した[4]。この考察は、現代の日本に「草食系男子」や「フェミニン男子」と称される男性たちがいる一方で、ジムに通いマッチョな身体を求める男性たちや、DVなどの暴力に走る男性たちの一群もいることに合致しているように思える。

以上のように、さまざまな精神分析的な臨床家による論考は、女性たちが抱える「セックスについて自由に考えたり、その考えを表明したりすることへの怖れや抵抗」が、いかに男性たちや社会の在り方などと無意識的に相互影響するものであるかを示唆していて、興味深い。しかし、精神療法の中で語られる、あるいは語られない女性のセクシュアリティを理解していくためには、よりパーソナルでミクロな水準の分析も必要であるように思う。

Ⅱ　原光景の目撃

原光景とは、フロイトが提唱した精神分析概念で、「子どもが目撃した両親の性行為の場面」をさす。フロイトは、後世、通称「オオカミ男」と呼ばれた患者が幼少期に両親の性行為を目撃した体験が彼に外傷的な影響をいかにおよぼしたのかを詳細に分析した[7]。のちに、フロイトは、原光景を子どもが実際に目撃したものではなく、人類に普遍的に存在する無意識的な「原幻想」のひとつとして論じるようになったが、はっきりとエディプスコンプレクスと結びつけることはなかった[8・9]。

翻って、クラインは、原光景をエディプス状況の中心的な概念として論じた[10]。彼女が治療を受け持った二歳の女児リタは、生後一年目の終わりにはすでに父親を好み母親に嫉妬し、母親にとって代わりたいというエディプス願望を抱いていたが、生後一八カ月目から夜驚や動物恐怖症などが出現するようになると、両親への態度は一変し、父親に対してあからさまな嫌悪を示すようになる一方で、母親に対しては常に自分の目の届く所に引きとめて支配しようとしながらも、明らかな憎しみを向けるようなアンビバレンスを示すようになった。つまり、それまでのエディプス的な布置を維持できなくなっていた。その誘因となったのが原光景の目撃だとクラインは考えた。原光景は子どもにとって奇怪で恐ろしい暴力的なものとして映り、彼らに強い興奮と複雑な感情を惹起させるが、原光景を目撃したすべての子どもに病理的な結果をもたらすわけではない。リタには生来的に口愛サディズム衝動の強さや心的緊張に対する閾値の低さがあり、この素質が相俟ってエディプス葛藤による欲求不満や憎しみへの対処を困難にしてしまっていた[11]。

原光景の目撃によって子どもたちに突きつけられた過酷な現実（両親のセックスからの疎外と愛情の剥奪）を否認せずに、どう折り合いをつけていくかは、子どもの心的発達にさまざまな影響を与えるという意味では、原光景の目撃はパーソナリティを特徴づける礎石のひとつと考えられるかもしれない。

「性交痛のためにセックスができない」という主訴で受診した、二〇代の既婚女性は、厳格な親の教えに従って結婚するまでセックスを拒否してきた。彼女は子どもの頃に寝室での両親のセックス（原光景）を目撃していた。その意味が理解できるようになった時、彼女は、その時に観た「騎乗位で笑みを浮かべる母親」に侮蔑と怒りを感じたという。そして、この体験と横並びで想起されたのは、思春期に入った頃、母親が彼女の裸を観るために風呂場に入ってきたというものだった。彼女の無意識的幻想では、母と父の区別は判然とせず、それはクラインの「結合した両親像」[10・11]を彷彿とさせた。彼女の性交痛には「サディスティックで侵入的な他者（結合した両親）」に向けられた迫害的な恐怖を防衛する意味があったと推察できたが、同時に、あたかも役割を逆転したかのように、結果的に夫の性行為を拒否することによって、彼女が秘かにサディスティックな悦びや優越を感じている可能性もあった。

しかし、原光景の外傷的な目撃は、彼女のように性の禁止に向かうとは限らない。剥奪体験を否認し、一種の反復強迫として、性的に依存する関係を求め続ける女性もいる。いずれにしても、原光景の目撃だけが精神病理を決定づけるわけではなく、それまでの心的発達や素因、外的な環境、それに加えて、思春期の性欲動の高まりに対する心身の反応なども、精神病理の行方を決める要因になるように思う。

Ⅲ　自傷行為としてのセックス

手首切傷や衝動的な過量服薬などの自傷行為を繰り返す患者は、ひとたび治療関係が構築されると、ほどなく、自傷行為は鳴りを潜めることが少なくない。そして、ふたたび、自傷行為がたち現れる時、そこには、必ず、治療の文脈で読み解かれるべき意味が賦与されている。時に、それらの自傷行為は、繰り返される整形手術や性的逸脱行為として現れることがある。

未婚の二〇代、ボーダーラインパターン（境界性パーソナリティ障害）患者は、治療者である筆者の休暇明けのセッションで、精神科医と名乗る（真偽は不明）男性との援助交際を始めたことを報告した。彼女の父親は彼女が誕生直後からほとんど家には寄りつかず、まもなく亡くなったので、彼女は父親の顔を覚えていなかった。母親が語る父親のイメージはその時の気分によって変わり、その結果、彼女の内的な父親像は、たとえば「手の届かない英雄」像と「狡猾な人でなし」像のような極端なイメージの間で揺れ動いていた。

彼女の性的な行動化は、治療者の不在を否認した「融合（合体）」願望など、ひとつではない、複雑な意味を孕んでいると推察されたが、治療者の最も強い逆転移は「腹の内側を深くえぐられるような不快感」という身体感覚を伴った「取り返しのつかない」喪失感だった。そのことによって、治療者は、彼女に対して「万能的な支配力」をもっているという幻想を抱いていたことに気づかされた。すなわち、彼女の性的な行動化は、彼女の内部の母親（治療者に投影された内的な対象）に攻撃を加える無意識的な意図をもった、自傷行為であることが理解された。彼女は不感症だったが、それは彼女がもつ離人（解離）症状のひとつと考えられた。治療者が逆転移として体験した身体感覚は彼女から投げ込まれたものだったが、それは他の感情と同様に、彼女の準備が整うまでのしばらくの間、治療者だけが耐えなければならないものだった。

おわりに

セクシュアリティは、パーソナリティを形成する重要な要素のひとつである。それにもかかわらず、私たちはセクシュアリティについて知らなすぎる。その動機のひとつには、おそらく、世代から世代へと受け継がれ、ある種の変容を遂げながらも生き続けている、社会が共有する無意識的な幻想が威力を発揮していることがあるのだろう。しかし、患者と治療者との交流が「外傷の再演」に陥ることなく、生き延び、創造的な交流へと発展するためには、セクシュアリティについての理解は欠かせないものであることに異論の余地はないだろう。

〔文献〕

（1）Dinnerstein D : The Mermeid and the Minotaur. 1976.（岸田秀・寺沢みづほ訳『性幻想と不安』河出書房新社、一九八四）
（2）Winnicott DW : Collected Papers : Through paediatrics to psycho-analysis. 1956.（北山修監訳、小坂（田中）和子訳「原初の母性的没頭」『児童分析から精神分析へ―ウィニコット臨床論文集Ⅱ』二〇五―二一三頁、岩崎学術出版社、一九九〇）
（3）Chodorow NJ : The Reproduction of Mothering : Psychoanalysis and the sociology of gender. Berkley , University of California Press. 1978.
（4）Lopez-Corvo RE : The Woman Within : A psychoanalytic essay on femininity. 2009.（井上果子監訳『内なる女

性―女性性に関する精神分析的小論』星和書店、二〇一四）
（5）Grossman W, Stewart W : Penis envy : From childhood wish to the developmental metaphor. J Am Psychoanal Assn 24（Suppl）: 193-212, 1976.
（6）Klein M : Early Stages of the Oedipus Conflict. The Writings of Melanie Klein I Love, Guilt and Reparation and Other Works Under the general editorship of Roger Money-Kyrle in collaboration with Betty Joseph, Edna O'Shaughnessy and Hanna Segal, The Hogarth Press Ltd., London, 1928.（西園昌久・牛島定信責任編訳、柴山謙二訳「エディプス葛藤の早期段階」『メラニー・クライン著作集1　子どもの心的発達』誠信書房、一九八三、二二五－二三八頁）
（7）Freud S : From the History of an Infantile Neurosis. SE17 New York, London W.W. Norton & Company, 1918.（小此木啓吾訳「ある幼児神経症の病歴より」『フロイト著作集9』三四八－四五四頁、人文書院、一九八三）
（8）Freud S : Female Sexuality. SE21, New York, London W.W.Norton & Company, 1931.（懸田克躬・吉村博次訳「女性の性愛について」『フロイト著作集5』一三九－一五六頁、人文書院、一九六九）
（9）Freud S : Moses and Monotheism : Three Essays. SE23, New York, London W.W.Norton & Company, 1939.（森川俊夫訳「人間モーセと一神教」『フロイト著作集11』二七一－三七六頁、人文書院、一九八四）
（10）Britton R : Clinical Lectures on Klein and Bion. : Edited by Robin Anderson The Institute Psycho-Analysis London, 1991.（小此木啓吾監訳、平井正三訳「エディプス状況と抑うつポジション」『クラインとビオンの臨床講義』四六－六三頁、岩崎学術出版社、一九九六）
（11）Klein M : The Oedipus Complex in the Light of Early Anxieties. The Writings of Melanie Klein I Love, Guilt and Reparation and Other Works Under the general editorship of Roger Money-Kyrle in collaboration with Betty Joseph, Edna O'Shaughnessy and Hanna Segal, The Hogarth Press Ltd., London, 1945.（西園昌久・牛島定信責任編訳、牛島定信訳「早期不安に照らしてみたエディプス・コンプレックス」『メラニー・クライン著作集3　愛、罪そして償い』一五七－二一八頁、誠信書房、一九八三）

コラム

きわめて個人的な、学会印象記――コロナ禍に想う――

二〇二〇年初頭からの新型コロナウィルス感染症の世界的な流行に伴って、国内外を問わず、大規模な催しが中止されたり、オンラインでの開催を余儀なくされたりした。同年一〇月二三日～二五日に開催される予定だった日本精神分析学会第六六回大会も、その例にもれず、中止となった。

そこで、日本精神分析学会の運営委員会は、メール配信によるリレー・エッセイを企画し、学術集会が開催されるはずだった二〇二〇年一〇月に筆者に執筆当番が巡ってきた。そこで、これまで筆者が参加してきた本学会学術大会の中で、特に思い出深い体験を印象記として書いてみることにした。

それは、一九八九（平成元）年、虎ノ門の国立教育会館で開催された第三五回大会でのことである。ずいぶん前なので、細部の記憶はおぼつかないが、その時、筆者はバックヤードで下働きのようなことをしていたと思う。柱に取り付けられていた正方形のスピーカーから聞こえてきた一人の女性の言葉に、筆者は思わず顔をあげ、作業の手がとまった。その声に、釘付けになった。一般演題会場のフロアマイクに向かって発言していた、その女性は、佐藤紀子と名乗っていた。彼女の言葉の一字一句は正確に再現できないが、現在では臨床家なら誰もが知っている指摘の、あれがその最初だったのではないだろうか。彼女は「近親相姦という言葉は間違いで、近親姦というべきだ」と訴えていた。それは、「相姦」

と語られた患者の無念を代弁する叫びのように熱をもち、鋭く、筆者の胸に響いた。臨床家が言葉に敏感でいなければならない理由を教えられたような気がした。

筆者の記憶を確かめるべく、『精神分析研究』誌のページを繰ったところ、同大会シンポジウム（テーマは『内的幻想と家族』）の討論記録（第三四巻第一号、六八頁）の中に、その裏付けを見つけた。それは、西園昌久先生の発言の中にあった。西園先生は、「インセストのことは、今朝の一般演題でもあったんです、その話が。そして、佐藤紀子先生から、近親相姦—相と訳すべきでなくて、近親姦と訳すべきだと、こういう話がありました。一方がビクティムになっているということですね」と発言されていた。

あの時以来、筆者にとって、佐藤紀子先生は秘かな憧れと畏敬の念を抱く存在となった。しかし、残念ながら、身近にご指導を賜る機会はついぞ訪れなかった。

後に、筆者は、佐藤紀子先生が日本の女性では唯一の国際精神分析学会正会員であったことを知った。佐藤先生にはたくさんのお弟子さんがいらしたが、そのお姿を遠くから垣間見るだけの筆者は、勝手に、「孤高の人」というイメージを持っていた。在りし日の佐藤先生は、何事にも、誰にも迎合せず、すっくと立っているように見えた。

日本精神分析学会大会が中止されたのはおそらく今回が初めてだと思うが、その「空白」は、年に一回の学術大会が普段は身近でない諸先生方のお話を拝聴したり、あるいは目の醒めるような発見に出あえたりする可能性を秘めた場所であることを、あらためて筆者に気づかせてくれた。

一日も早く、コロナウィルス感染症の流行が終息し、大会が開催される日常が戻ってくることを心から願っている。

第3章　力動的な精神科臨床

はじめに

どのような精神療法の「型（フォーム）」に馴染んでいるかによって、その治療者が実践している精神療法の本質はおのずと決まってくるのではないだろうか。筆者の場合、その「型（フォーム）」の原点は、精神分析的精神療法の研修と実践にある。

筆者が考える精神分析的精神療法とは、一人の人間のパーソナリティが精神性的発達の過程でどのように形成されていったのか、そして、成人後の体験の中でパーソナリティのどのような側面が前景にたち、どのような精神力動が展開しているのかを転移‐逆転移という治療者と患者の精神力動的な関係を通して理解を深め、共有していくことを治療目標とする治療である。治療はその目標に達したと治療者と患者の双方が合意した時に終結するため、開始時点では「数年かかるだろう」という不確かな見通ししかなく、また、治療目標ではない「症状の改善」は必ずしも約束されない。しかも、一回の治療に四五～六〇分の時間が割かれ、それが週一～三回の頻度で実施され、患者と治療者双方を拘束する。

その治療だけを専門としている治療者であれば、日々の臨床実践として改めて「覚悟を決める」必要はないかもしれないが、一般的な精神科臨床に従事していて転勤や留学などで生活環境が変化する可能性があったり、健康上の問題を抱えていたりする治療者にとっては、患者と同じくらい「今ここで、この治療を始めて本当によいのか」と自問自答し、熟考を迫られる。その意味では、少なくとも筆者自身が行う治療として精神分析的精神療法は第一選択の治療ではないが、それでも、細々とではあっても、精神分析的精神療法の実践を絶やすことはない。その理由には、精神分析的精神療法がもつ治療的なパワーを実感していることと、正直なところ、その治療体験で培われた臨床的な勘を失いたくないからでもある。

本章では、そのような精神分析的精神療法の治療者としての背景をもつ治療者が短時間の精神科外来診療の中で、どのような心的態度で、あるいはどのような視座を重視して診療を行っているかについて述べたい。

I　精神分析的な視点と力動的な視点

あらためて自分の診察を順に振り返ってみたい。

いまの病院に勤務するようになってから、完全予約制の初診の診察では六〇分程度の時間をとるようにしている。ちょうど、二〇二二年度の保険診療報酬改訂で「六〇分以上」か、それ未満かで診療報酬が変わるようになって、「世の中も六〇分が目安なのか」と思った。これより長すぎると、お互いに集中力が落ちてくるし、そうすると、退行しやすくなって、まとまらない面接になるかもしれない。しかし、それより短いと、患者の問題やその背景を聴き、次回からのとりあえずの方針を相談する時間がない。

さて、筆者の初診の診察では、まず、患者を部屋に招きいれ、荷物の置き場所やら座る位置やらを説明し、自己紹介をしたり、患者の氏名を確認したり、幾つか事務的な確認をしたり、といったウォーミングアップの後、患者に自由に話してもらう。筆者はその話に耳を傾けながら、「患者が巧みに避けている話題は何だろうか」と推論したり、自分の気持ちに耳を澄ませたりしている。そんなことを考えながら、「患者の話が一区切りしたら、どんな質問をしようか」と頭の中で準備し、そのための思案もする。その結果、質問が示す方向が見えてくる。すなわち、患者が精神科を受診するに至った問題の発端が何かということや、患者や周囲の人間にとって患者の症状がどのような意味（疾病利得）をもつのかを理解していくこと（力動的な理解）を優先するか、あるいは、症状をさらに詳しく訊いていくこと（精神医学的診断）から進めるか、を決める。「そんなに、いろいろ考えていたら、患者の話に集中できないではないか」とお叱りを受けるかもしれないが、精神分析的精神療法での経験が役に立っているのか、この過程は意識して行っているわけではなく、自然に心に浮かんでくるので、患者との交流を妨げるものではない。むしろ、治療者の思考から生まれた質問によって、ジグソーパズルのようにバラバラに提示された患者の話の断片をまとまった「心の風景」として患者に提示することができれば、診断的であると同時に、治療的にもなる。こういう面接ができた時、大抵の場合、患者は少し楽になり、その前よりも「自分で考える」ことができるようになっている。

逆に、治療者は、患者の話を無防備に漠然と聴く「危険」に対して、もっと敏感になるべきだと思う。患者の情緒に巻き込まれて治療者自身がバーンアウトしてしまう話は少なくない。そうならないためにも、深刻な問題を抱える患者の治療者は特に、「自分はこの面接で何をすべきか」焦点づけできるような専門家としての視点をもつ必要がある。

ところで、初診時に、私がよく訊く質問に「精神科受診を決心させた直接の契機――最後に背中をおしたもの――は何ですか」というものがある。これは患者の受診動機を尋ねるもので、当面の治療目標を想定する上で有用であるように思う。

しかし、自ら望んで精神科を受診する患者ばかりではない。周囲の人間に無理矢理連れてこられた患者もいる。次に、そんな患者のうちの一人の初診風景をとりあげてみたい。

患者は五〇代の女性で、二人の娘さんに連れられて精神科を受診した。朝から飲酒しては家族に悪態をついたり、無理難題をふっかけたりしたあげく、暴れるとのことだった。娘さんたちは、そんな母親にほとほと手をやいており、入院させてほしいという。患者は飲酒量をごまかし、肝機能障害にも無頓着で、その様子にも娘さんたちは腹をたてて、とうとう外来診察室で言い合いを始める始末だった。両者の言い分を聴きながら、私はさまざまな思いを巡らせていた。私は娘さんたちの思いに同一化し、自分と母親との関係を思い出したり、「患者はどんな気持ちで酒を飲んでいるのだろう」などと想像したりしていた。その時、不意に、私の頭の中で、患者の夫が病死していることと、家族に無理難題をふっかける患者の姿が結びついた。私は患者に「こんなにお酒を飲み始めたのは、ご主人が亡くなってからですか」と尋ねた。すると、患者は言い合いをやめて、私の方に向き直り、「そうです」と応じた。私は続けて、「ご主人の代わりになれる人なんていないですよね」と伝えると、患者は一瞬ハッとした表情を見せた後で、ぽろぽろと涙をこぼし始めた。それを見ていた娘さんたちも揃って泣き始めた。それを目撃した筆者は、患者だけでなく、家族全員が患者の夫を亡くした悲しみに「手をやいていた」のだと思った。

この患者は精神医学的診断としてはアルコール依存症だったが、その背景には、一家の主を失った悲しみを患者ばかりでなく家族も同様に抱え込んでいたことが明らかになった。このような精神医学的診断を超えた人間理解は、患者の話を傾聴しながら巡らせた思いや想像を通して、彼女たちの心に寄り添えた時に初めて、もたらされたものであった。あの時、筆者は患者のやり場のない悲しみや怒り、孤独と同じような思いを体験し、その体験によって、患者が娘さんたちにふっかける「無理難題」は「夫を生き返らせたい」という「無理難題」だったのだと理解することができたように思う。

この例でもそうだが、一般外来診療において、筆者は初診時からしばらくは精神分析的視点というよりも、むしろ力動的な視点を用いていると言えるかもしれない。つまり、現在の問題を中心として患者の情緒や葛藤、さらには周囲の人たちとの関係性を理解しようと努め、それだけでは問題が解決しなかった時に初めて、患者の発達過程を遡って、患者が繰り返す「人生のテーマ」を見出す作業に着手するように思う。

患者によっては、現在の問題を力動的に整理するだけで、そこから新たに出発することができる人もいる。患者が望んでいないのに、いたずらに問題を根っこから掘り返して白日のもとにさらす権利は、私たちにはない。患者のニーズを見極めることも、専門家に必要な能力のひとつである。患者と協働して「根っこを掘り返す」営みである精神分析的精神療法の経験があるからこそ、「根っこを掘り返す」メリットとデメリットに敏感になれるということもあるかもしれない。

Ⅱ　退行抑制的にかかわる

精神分析療法は、カウチを使用した自由連想法による一回四五～六〇分のセッションを週四回以上の頻度で実施するインテンシヴな精神療法である。横たわる患者の背後に座る治療者の姿は患者からは見えない。その状態で、患者は頭に浮かんだことを取捨選択せずに話すように促される。この設定に不慣れな患者は不安や欲求不満を募らせ、それらを緩和しようとする心的防衛機制は患者を退行させ、次第に患者は姿の見えない治療者に心の中のイメージを投影し始める。たとえば、治療者の相槌は幼い頃の母親のように患者を勇気づけるかもしれないし、治療者の咳払いはかつて教師が患者を咎めたように冷たく響くかもしれない。

バリントら[1]は、このような精神分析療法について、「全治療場面は常に患者を中心に展開され、あらゆる注目とあらゆる関心は、彼と彼女の問題に集中されており、彼に関係のないことはすべて問題とならない。このような状況では、患者の対象関係と本能衝動の両面において、患者に強力な退行傾向を誘発する」と述べ、患者が他者の欲求や苦悩に対して配慮しなければならない集団療法との治療機序の違いについて論述している。

このように退行促進的な精神分析療法の治療構造や技法から、逆説的に、退行抑制的にかかわるためのヒントを学ぶことができる。

というのは、精神科の一般外来診療では、現実検討能力や現実感覚が乏しく、幻覚や妄想などを有する患者や、認知のゆがみや衝動制御不良が問題となるような未熟なパーソナリティ水準の患者が少なくない。したがって、精神科医は、外来診療の混乱を最小限にするための退行抑制的なアプローチを心がけなければならないからである。

その意味では、精神科の一般外来で通常行われている五〜一五分の短時間診療の構造は退行抑制的に作用し、理に適《かな》っている。それでも、治療者がその構造にそぐわないほどの受け身的な態度や不自然な沈黙で応じれば、たとえ短時間であっても、その態度は患者を容易に退行へと導くことになる。つまり、精神科一般外来診療における治療者は、より能動的に関わり、適切な質問技法によって、短期的で現実的な治療目標を患者と言語的に繰り返し確認し共有していくような、退行抑制的なかかわりが求められる。それによって、患者が治療や治療者に対して非現実的な期待を抱くリスクを減じさせることができる。

しかし、どんなに気をつけていても、精神科の診療の性質上、患者の退行に治療者が巻き込まれることはある。何故なら、「精神科の診療では、患者の話を聴いて評価することが内科などにおける客観的な検査や診察に相当するが、その評価は患者との部分的・一時的な同一化による情緒的理解によるところが大きい」（バリントら[1]）からである。したがって、治療者は精神科専門職としての知識を基礎とした「関与しながらも、客観性を保つ」という精神療法的態度を身につける必要があるが、これについては、通常、精神科医は、その研修課程で体験した重い病態の入院患者との治療を通して、かなりの実感を持てるようになっている。そこが内科医とは異なるところであろうか。

Ⅲ　治療構造と治療機序

治療構造論とは、小此木が一九五〇年代半ばから四〇年以上にわたって推敲を重ねた精神分析的な治療論である。その理論は、同時並行的に多くの臨床家たちによって多義的・多層的に発展した(2)。たとえば、大野(3)は、治療構造について、「患者と治療者がその関係性の中から生み出した揺れる空間であり、関係性という実態のないものを患者にも治療者にも認識しやすいように具象化したものである」と述べた。つまり、大野によれば、治療構造とは、治療者と患者が共有する錯覚であり、その連続性の錯覚を拠り所として現実の関係性を育む空想的な空間であるという。

これを平たく言い換えれば、次のようなことになるだろうか。外来診療にかかる時間は、それが一時間であろうが、一〇分であろうが、患者の全生活にとってはわずかな時間でしかないし、待合室の雰囲気や待ち時間はまちまちで、診察室や主治医のコンディションも常に同じというわけでもない。にもかかわらず、繰り返し通院することによって、患者がそこに安定した治療環境を見出すようになることは珍しくない。それは、患者の心の中に一貫した治療者や治療関係のイメージが構築され始めたということである。

そうなると、現実の診察室や待合室のちょっとした模様替えが予想外に患者をイラつかせたり、診察の途中でスタッフや他の患者が診察室に乱入するような外的な出来事に対して、自分の心の中に土足で踏み込まれたように感じたりするようなことが起きる。

治療者による安全で安定した治療環境の維持は大変労力の要る仕事であるが、それは安定した治療関係を構築する基礎となり、ひいては患者の安定した自己イメージの確立にもつながる。そのためには、第一に、患者にとって治療者が「変わらぬ落ち着いた風情で、いつも居る」と感じられる存在となることだが、同じ時間帯に予約を入れたり、待合室で自己評価表を記入しながら待ってもらったりするなどのルーチンを決めておくことも、その一助となる。

ところで、治療構造は一種の「ものさし」の役割を果たすことがある。つまり、普段の状態が「定数（基準）」として安定していれば、普段からの「逸脱（変化）」を抽出して考察することができる。たとえば、診療予約時間を決めていれば、患者が珍しく遅刻した時に治療者は「何か変わったことがあったのか」と思うだろう。それは外的な問題ばかりでなく、内的な動機から生じることもある。たとえば、患者は内的に非常に混乱している状態を表現するかのように、道に迷ったり、さまざまな出来事に遭遇したりして遅刻したのかもしれない。あるいは、言いにくい話題を抱えていて、治療者の前でも同じように躊躇し続けているのかもしれない。遅刻に着目した治療者の問いかけに患者を咎める以上の意味を読みとることができれば、患者は救われたように話し出すだろう。

治療構造という外的な枠組みを通して、内的な治療関係を理解して治療に活かそうとする治療者の態度は、たとえ言語化しなくても、まったく認識していない治療者の態度とは自ずと異なり、その違いは患者にも伝わるものではないだろうか。

Ⅳ　認知行動療法を精神分析的に理解し、活用する

筆者にとって、精神分析的な視点や考え方は長年の研修や実践で身体に沁みついていて、半ば無意識に近いところで作動しているような気がする。逆に、認知行動療法や対人関係療法など、他の力動的精神療法から得た視点や技法は、その臨床的意義を精神分析的な視点から理解し直した後に、自覚的に自分の臨床に取り入れているように思う。ここでは、その例として、認知行動療法について論じてみたい。

認知行動療法の研修では、精神分析的精神療法同様のスーパービジョンや症例検討会の他に、ロールプレイによる研修を試みることができる。それは認知行動療法が意識水準の課題を扱うからこそ可能になることのように思う。かつて、筆者は「力動的面接でもロールプレイの研修ができないか」と考えて試みたことがあったが、力動的にかかわろうとすると、被面接者の前意識水準の思考や情緒に触れてしまうため、被面接者が面接者（研修者）によって態度や伝える情報の量がかなり異なり、ロールプレイ研修の最大の課題ともいえる「被面接者の標準化」が難しいことを思い知った。

そして、認知行動療法と精神分析的精神療法の治療構造の違いの中にも発見があった。精神分析的精神療法は、面接時間内での患者の自由度が高く、思いつくまま話すことを勧められ、治療者は一言か二言、明確化、直面化、解釈などの介入を行うだけである。それに比して、認知行動療法は、各治療面接の開始時にアジェンダ（話題）が設定され、前回のホームワークを振り返り、アジェンダについてツールを用いながら話し合い、終了時間が近づくとホームワークを設定し、セッションを振り返った後、終了となるよ

うな、かなりタイトな治療構造をもっている。これは、精神分析的精神療法が長期治療を想定し、退行促進的に作用することを目論んだ治療構造であるのに対して、認知行動療法は最初に治療期間を決めて始める一六～二〇回程度の短期精神療法（日本の保険診療では一六回）であることが関係しているように思う。短期間で終了する治療で、もしも退行が促進されて治療関係が深まり過ぎてしまえば、治療終了後に患者がその退行から自力で回復しなければならない事態となり、不安や抑うつなどの「副産物」のリスクが生じる。だからこそ、認知行動療法では治療構造をかなりタイトにすることによって、退行を抑制しているのだろう。それと同様に、精神分析的精神療法を終結する際にも、終結することについて十分に話し合い、治療者と患者双方に終結の合意が得られた後にも実際の終結はその二～三カ月後に設定するという心配りがなされる。その間に、患者は治療構造の中でだけ認められていた深い退行から徐々に醒めて、治療者は転移の対象から「現実の人間（real person）」へと戻っていく。

さらに精神分析的な視点から見直すと、認知行動療法のホームワークも治療の構造化に一役買っていると理解できる。つまり、ホームワークはセッションとセッションの間を構造化している。そして、このホームワークには治療関係が投影される。たとえば、ホームワークに熱心でなかったり、やってこなかったりするのは患者の抑うつ症状のせいばかりとは限らない。したがって、ホームワークの内容だけではなく、ホームワークに対する心的態度を理解するための話し合いは、治療関係の理解を通して患者が繰り返しつまずく対人関係のパターンを理解することができるので、治療的である。これは意識水準のものではあるが、精神分析的精神療法での転移－逆転移関係に関する話し合いに類似の効果があると考えられる。

また、ホームワークは、「治療者が不在」の現実生活で治療を続けることになるので、自己効力感の向上にもつながる。同様に、「思考記録表」に代表されるような種々のツールを使用する技法も、患者にとって「自分が何をすればいいいか」が明らかになるので、患者自身が治療を担っているという感覚を持ちやすく、自己効力感の向上が期待できる。

どのような精神療法であっても、治療的なかかわりそのものによって症状が改善する、いわゆる「転移性治癒」と呼べそうな治り方をする患者が存在する。つまり、治療が終結し、治療的なかかわりがなくなってしばらくは良いが、次第に元の状態に悪化する患者がいる。特に、治療期間が短いと、そう多くのことは達成できないので、治療者の期待に応えたい患者が「転移性治癒」を起こすことは少なくないような気がしている。だからこそ、短期精神療法である認知行動療法では、「自分で自分を癒す」ことができるようになることを促し、自己効力感を向上させるような技法をもっているのだろう。

認知行動療法では、「書く」ことも治療作用として重要視している。患者は「書く」ことによって自分の「思考」から距離がとれて、客観的に観察できるようになる。さらに、治療者と共に「思考」と「現実」とを観察し検討することを通して、自分が一方的に思い込んでいるだけで「現実」は違うことを理解することによって、情緒も変化することが期待されている。つまり、認知行動療法は、「現実」と自分の「思考」の区別が不明瞭になっている患者を対象にした治療だと言い換えられるかもしれない。

認知療法の創始者であるA T・ベックは、「思考を客観的に見るその過程は、距離を置くこと（distancing）と呼ばれている。距離を置くという概念は、インクのしみを使ったロールシャッハテストのような投影法から借りてきたものであり、インクのしみの形態とその形によって刺激された連想や空想を区別し続けることができる患者の能力を表現するために用いられているものである。その形態によって呼び覚まされた知覚に対する強い情緒反応のために〝我を忘れ〟させられた患者はしばしば、そのインクのしみがそれによって引き起こされた空想上の対象や情景そのものであるかのように考えていると気づくことがある。こうした連想から注意をそらして、その刺激がインクのしみにすぎないと知覚できる患者は、しみから〝距離を置く〟ことができると言われる。比喩的に言えば、現実と同じというよりむしろ心理現象として自動思考を検証できる人には距離を置く能力が備わっていると言える」[4]と概説している。

精神分析的精神療法では面接中に「書く」ツールを用いることはないが、同じく、「距離を置く」という概念は、よく口にするし、耳にもする。転移－逆転移関係を心理現象としてとらえるためには、同様に、そこから一定の距離をおいて客観的にとらえる必要があるが、距離を置きすぎてしまうと、深い理解からも遠ざかってしまう。自己効力感の向上に重点を置く認知行動療法と異なり、精神分析的精神療法の場合は、治療者と患者の深い心の交流を通して、患者の自己理解が進んだ結果、患者の自己効力感が向上するので、治療過程では客観的な認知も取り上げることもあるが、その大部分では主観をとことん重んじると言えるかもしれない。

一般的な精神科診療に話を戻すと、認知行動療法のように治療期間こそ限定されていないが、現行の保険診療下では短時間診療を強いられているので、退行抑制的な認知行動療法のツールを活用し、短時間の診療時間を補うべく、診察を待っている間に種々の自己記入式評価尺度を記入してもらったり、ホームワークを設定したりすることがある。

おわりに

「精神分析的にわかる」ということは、患者の心の中で片隅におしやられ、バラバラになっているものが「つながった」と直感するような一瞬のひらめきのようなもので、過去と現在とをつなぐ文脈とはまったく別のところで起こる、感動に近いものではないだろうか。それは、文字通り、理屈ではない「こころを動かされる」体験であるような気がしている。そして、それは、治療者と患者が共有する「内在化された治療構造」に護られながらゆっくりと醸成されるものであり、その意味では、短時間の外来診療でも起こりうる可能性がある「理解」だと思っている。

【文献】

（1）Balint M & Balint E : Psychotherapeutic Techniques in Medicine. Tavistock Publications, London ,1961.（小此木啓吾監修、山本喜三郎訳『医療における精神療法の技法—精神分析をどう生かすか』三－一一頁、一五五－一六五頁、誠信書房、二〇〇〇）

（2）小此木啓吾「治療構造論序説」（岩崎徹也編）『治療構造論』一－四四頁、岩崎学術出版社、一九九〇）

（3）大野裕「治療的柔構造—共有錯覚から心内現実へ」（岩崎徹也編）『治療構造論』二三一－二四七頁、岩崎学術出版社、一九九〇

（4）Beck AT : Cognitive Therapy and the Emotional Disorders, 1976.（大野裕訳『認知療法—精神療法の新しい発展』岩崎学術出版社、一九九〇）

コラム

少年の死と、「異界」

『広辞苑』①によると、「異界」とは、「日常とは異なる世界。物の怪や霊の住む領域」とある。しかし、この意味に限定されず、「異界」という言葉は、さまざまな意味で用いられている。その中のひとつが「死後の世界」である。いずれにしても、「異界」は私たちの外側に位置するものとして語られているが、そもそも「異界」という世界を生み出しているのは人々の想像力であり、もっといえば、心の中に潜んでいる「異界」を投影したものであるからこそ、これほどに、人によって異なる意味をもって語られるのだろう。

コロナ禍の最中にあった二〇二〇年に公開されたアニメーション映画「鬼滅の刃」が空前の大ヒットを記録した。さらに、二〇二一年に公開されたアニメーション映画「劇場版 呪術廻戦0」は「鬼滅の刃」を上回る速さで興行収入をのばした。これらはいずれも「異界」を表した作品である。これらに対する若者たちの熱狂は、世の「大人」を自認する人たちを驚かせた。「大人」たちには、何故これらの作品がこんなにも多くの人々を惹きつけるのかがわからなかったからである。

そのことから連想したのは、一般的に、大人よりも子どもの方が心の中の「異界」にアクセスしやすいということである。子どもが好んで読む、あるいは読み聞かせて欲しがる物語は、グリム童話しかり、日本の昔話しかり、存外、残酷である。そして、子どもはその残酷さをすんなりと受け入れている。それは、このような残酷さを内包する「異界」が自分たちの中にも潜んでいることを意識に近いところで知っているからである。そして、子どもは、作品の中にある「異界」を体験することによって、自身の「異界」を象徴化し、心のバランスをとっているように見える。

本稿では、思春期の少年が体験する「異界」について、コロナ禍など想像もできなかった一九八七年に筆者が出あった一本の映画と一冊の本を素材にして、論述したい。

「少年の死と再生」の物語

一九八七年、米国映画『スタンド・バイ・ミー』（原作スティーヴン・キング、監督ロブ・ライナー）が公開された。映画は、主人公の中年作家ゴーディが、「少年時代に親友だったクリス弁護士が喧嘩の仲裁に入って刺殺された」ことを新聞によって知る場面から始まる。

主人公のゴーディは原作者のスティーヴン・キングが投影された人物だ、と彼のファンなら皆、思うだろう。

ゴーディの心の中の「異界」へと誘《いざな》うように、映画は、冒頭のシーンから一挙に、一二歳の夏休みへとタイムスリップする。

一二歳の夏、ゴーディは、数カ月前に交通事故で死んだ兄への気持ちを整理できずにいた。母は兄の死を受け入れられず茫然とするばかりで、ゴーディを顧みなかった。父はゴーディの「作家になりたい」思いを否定し、ゴーディの夢の中では「お前が死ねばよかった」となじるような存在だった。

一方、ゴーディには、『トムソーヤの冒険』を彷彿とさせる木の上の秘密基地に集い、幼い猥談をする三人の級友がいた。ある日、その中の一人のバーンが「行方不明になっている少年の死体が森にある」

という情報を仕入れてきて、「第一発見者になれば英雄になれる」ともちかけた。ゴーディは乗り気ではなかったが、三人の勢いに負けて、森への旅に加わることになった。

中年となったゴーディの記憶にある旅は、彼が心の中の「少年の死（子ども時代の終焉）」を体験し、青春期の入り口にたどり着くまでの心の旅でもあったと理解できる。映画のナレーションの中で、ゴーディは「私たちは自分を知り、何処へ向かっているかを正確に知っていた」と語っている。それゆえに、ここに登場するゴーディ以外の少年はゴーディの分身でもあると考えることもできるだろう。映画ファンには申し訳ないが、この点に関して、敢えてフロイトの性愛発達図式的な説明を試みると、のろまで、お金と食べ物に執着する太っちょバーンは口愛期・肛門期のゴーディを、また、第二次世界大戦時にノルマンディの英雄でもあったが今は精神を病む父親を理想化し無謀なことをしがちなテディは男根・自己愛期のゴーディを、それぞれ象徴している。不良の兄貴や飲んだくれの父親をもつ家庭環境から将来に対して不安を抱き自分の才能を諦めようとしているがき大将クリスは潜伏期のゴーディを象徴するとともに、ゴーディが受け入れがたい葛藤や自尊心などを外在化した存在としても位置づけられるように思う。

旅の初めの頃の彼らは、不良青年たちに「ガールズ」と呼ばれ、自ら「母親をダシにしてバカにするのが一番効果がある」と語るように、未だ母なるものの世界にいた。

旅の第一夜、焚火の前で、ゴーディはクリスにせがまれて創作した物語を披露した。それは、身体的な病気のために肥満体になった少年が主人公だった。彼は日ごろから人々の嘲笑の的になっていた。そこで、彼は秘かに復讐の計画を練った。復讐はパイ食い大会に参加した時に決行された。彼は事前にひまし油を大量に飲んでいたが、その効果は大量のパイを競って食べ続けている壇上で起きた。腸がグルグルとうねるように動き出して堪《たま》らず、彼は観客や他の参加者にむかって噴射するように嘔吐した。計画は見事に成功し、彼の吐物まみれになる人、それを見て嘔吐する人といった連鎖の中で会場は大混乱に陥り、少年は日ごろ自分を嘲笑していた人たちを逆に笑い飛ばすことによって溜飲を下げた。

ゴーディの物語をゲラゲラ笑いながら聞いていたテディは、その結末に不満を表明し、「家に帰って父親を撃ち殺す」と付け加えた。しかし、ゴーディには、その結末を受け入れることはできなかった。

ゴーディが創作した物語は、口愛期的な願望と攻撃性を表現していた。物語の中の少年は誰からも愛されず孤独であり、まるで両親に顧みられないゴーディのようである。ゴーディが秘かに抱く「両親の愛を独占（支配）したい」という願いを、物語の中の少年は歪んだ形で叶えている。つまり、少年はパイ食い大会の会場の人たちを嘔吐によって支配した満足感を得たのである。しかし、復讐の物語を紡ぎ出したゴーディは、逆に復讐される不安も抱いていたはずで、だからこそ、テディ（男根・自己愛期のゴーディ）が提案した結末は受け入れられなかった。この時点でのゴーディは、まだ、心の中の「父親」とは対決できずにいたのである。

さて、焚火の前で、クリスと二人きりになると、ゴーディは弱気な思いを吐露した。すると、クリスは「君には才能がある。ものを書くのが上手い。でも、それを誰かが育てなければ、才能も消えてしまう。君の親がやらないなら、俺が守ってやる」と励ます。こうして、二人が語り合う中で、いつもは大人びたリーダーのクリスは「貧しく問題のある家庭に生まれたことだけで決めつけられ、理不尽な目にあった」ことを打ち明け、それまで堰き止められていた感情が一気に噴き出すように「自分の未来は閉ざされている」と泣きじゃくった。そして、今度は、ゴーディが「君は勉強ができる。進学組に行くべきだ」と励ますのだった。

夜は更けていき、暗闇の森にコヨーテの遠吠えが響くと、彼らは「女の泣き声のようだ」と感じて怯え、交代で見張りに立ち、仲間の眠りを護った。つまり、彼らが恐れていたものは、母なるものの世界に呑み込まれる不安だけでなく、彼ら自身の性欲動の象徴としての女性だったように思う。夜が明け、一人、線路に座るゴーディは、一頭の小鹿と遭遇する。それは、まるで、近い将来、「内なる女性」の問題が対象化して現れることを予告しているように見えた。ゴーディが「このことは今まで自分一人の秘密にしてきた」と語っていたのは、それが他者の侵害から護られた「こころの空間」と深くかかわっていると直観したからであるように思えた。

さて、無事に朝を迎えた彼らは旅を再開したが、彼らは長い道のりを自分の足で一歩一歩進み、沼で溺れそうになるなど、まるで、刻々と変化する自分の身体を試しているように見えた。

「内的な死」という深い体験をするためには、外的な現実への同等の振れが必要であり、したがって、内的な世界と外的な世界との境界にある身体は「重心」のような役割を果たしているように思う。

映画の終盤、ゴーディは沼を渡り、岸に着いて、ペニスにヒルが吸いついていることに気づくと、気絶してしまった。気絶は一時的な「意識の死」である。仲間の必死の呼びかけによって目を醒ましたゴーディは「たとえ一人でも死体にたどり着く」と決意し、実際に少年の死体を発見すると、兄の葬儀でも流さなかった涙を流した。この時、彼は自身の中にある「少年の死」を見届けたのかもしれない。町に戻ったゴーディは「こんなに小さな町だったのか」と驚くが、それは彼の方が「大きくなった」ことを表している。

青春期を迎えることは、「少年である自分」を失うということであり、それはある種の喪失体験である。その喪失体験を乗り越え成長していく過程は孤独であり、人はそれと知らずに、誰かの支えを必要としている。『スタンド・バイ・ミー（私のそばにいて）』という映画は、その支えとなるものが（幼年期のエディプス・コンプレックスの解決手段である）父親との同一化ではなく、同性の仲間の存在であることを教えてくれているように思う（平島、一九九二）[2]。

「今八十三歳ニナリヌレバ、年スデニ老イタリ、死ナムズル事モチカヅキヌ」

これは、鎌倉時代の名僧、明恵房高弁（以下、明恵）が一三歳の時に発した言葉である。

筆者は、河合隼雄の著書『明恵　夢を生きる』（一九八七年）[3]を読んで初めて、明恵の存在を知った。それによると、明恵が生まれた頃は平家が全盛で、明恵の父は平家の武士だったという。明恵が八歳になった一一八〇年、源頼朝は挙兵した。その年に父は戦死し、母もその少し前に病死していた。そのため、明恵は母方の叔母に引き取られたが、元々、僧侶になる意志が固かったので、その翌年、僧侶の叔父のもとで修業生活に入った。

源氏の挙兵からたった五年で、平家は滅びた。同じ年、明恵は一三歳になった。

上掲書の中で河合は「十三歳で『既に老いたり』とは、まったく奇妙なことと感じる人が多いかもしれない。これについて、筆者は次のように考えている。実際に子どもたちを観察していると、思春期が訪れてくる一歩手前のところで、それなりの『完成』に達するのではないか、と感じられる。『性』の衝動が実際に身体内に動き始め、それとどう取り組み、どう生きるかということが生じる以前のところで、いわば『性』抜きの状態での一種の完成があり、それを土台として、思春期という人間にとっての大変な危機状態に望んでゆくのではないかと思われる。（中略）もちろん、このような『完成』は短い期間のことであり、本人にそれが意識されることはあまりないであろう。しかし、明恵のような極めて感受性の強い子供の場合、そのような完成感をもつと共に、来るべき未知の混乱の深さに対する予感が加わって、そのせっかくの『完成』を維持するために自殺をする、ということも考えられる。十二、三歳の子どもの自殺が現代においても報じられるが、原因不可解として記されているそれらの例の中には、筆者がここに示したような類の自殺も含まれているような気がする」[3]と述べている。

河合が論述するように、一三歳の明恵は、思春期（青春期）を迎えるための土台が「完成」したと無意識に感じていたのかもしれない。しかし、それと同時に、明恵自身が「完成」ではなく「老い」という言葉を選んだことに、筆者はこだわりたい。自らを「既に老いたり」と言い放った一三歳の明恵は、おそらく、滅亡した平家、そして戦死した父に同一化していた面もあったのではないだろうか。

また、明恵が実際に自殺を試みたことについても、「完成」を維持するため以外の理由もあるような気がしている。

上掲書によると、一三歳の明恵は、墓地に寝転がって犬や狼に食われて死ぬことにしたという。夜も更け、犬共が墓地に置かれた死人を食らう音が聞こえてきて、自分の身体も嗅がれたりしたが、食われることはなく、朝になり、自殺は失敗に終わった。しかし、明恵は一六歳で出家した後、夢の中で「二匹の狼に食われ、全部食べられて死んだ」という。つまり、夢の中ではあったが、自殺に成功したのである。

河合によると、明恵の自殺方法には宗教的な意味があるとのことだが、仏教に疎い筆者には、自分を置いて逝った父母への怒り（口愛期的攻撃性）が反転して自分に向けられた行動化のように見えた。一方、一六歳の時にみた「二匹の狼に食われる」夢は、二匹の狼に象徴された父母に食われることによって、父母の中に還っていくという「異界」の体験を語っているように思えた。

一九歳になった明恵は『仏眼仏母』尊に帰依するようになり、自分が『仏眼仏母』尊である夢を何度もみたという。生涯続けた夢日記を綴るようになったのも、ちょうどこの時期だったようである。一方、この頃の明恵は他の僧侶たちの俗物的な生き方に反発し、それもあってか、二三歳から隠遁生活を始めている。さらに、剃髪や僧衣の本来の意義が失われてしまったのなら他の方法で仏の道への志を確立したいと考え、二四歳の時に自分の耳を切り、大量の血を流したという。この行為も、明恵の心の中の「異界」の体験が現実化したものであろう。

上掲書を読む限り、若き日の明恵には支え合う仲間がいなかった。また、自分の身体を無視し粗末に扱うところがあったようだ。そのために、明恵は、「母なる世界」から脱皮し成長する際に「異界」の体験の象徴化に失敗し、部分的ではあったにしろ「異界」の現実化——自殺企図や自傷行為——を必要としたのかもしれない。

しかし、その後の明恵は少しずつ周囲の人々の声にも耳を傾け、自らの身体にも心を向けられるようになり、やがては高僧の名にふさわしい人物となっていく。そのような明恵を支えたものは「夢」を記録し、その意味を理解しようとし続けたことだったように思う。それには宗教的な解釈がなされていたにせよ、明恵がみた夢の核には常に「亡くなった父母との対話」があったのではないだろうか。

おわりに

コロナ禍が始まった二〇二〇年、一〇代、二〇代の自殺死亡率は前年に比べて大きく上昇した[4]。その中には、休校やオンライン授業などの変化によって、孤独の中、本来は象徴化されるべき「異界」の体験が現実化したケースもあったのではないだろうか。

〔文献〕

（1）新村出編「異界」『広辞苑 第七版』岩波書店、二〇一八
（2）平島奈津子「子どものエロティシズム――十二歳の映画論」imago 三（一二）、一八〇－一八七頁、青土社、一九九二
（3）河合隼雄『明恵 夢を生きる』京都松柏社、一九八七
（4）厚生労働省「令和2年中における自殺の状況」、二〇二一（https://www.mhlw.go.jp/content/R2kakutei-01.pdf）〔二〇二一年一〇月一〇日閲覧〕

第4章　精神分析的な精神力動論

はじめに

本章では、精神分析理論における精神力動論（psychodynamic theory）を概説し、その現代的な意義について考えてみたい。また、精神分析と力動精神医学（dynamic psychiatry）との関係についても論じることを通して、精神医学者として「力動的であること」とはどのようなことであるかという私見を述べたいと思う。

I　S・フロイトの精神力動論

一般的に、S・フロイトの精神病理学モデルは、精神力動論、構造論、経済論、発生論、適応論に分類される[1]。小此木[2]は、精神力動論をさらに精神力動－経済論、精神力動－局所論、精神力動－構造論の視点から概説している。精神力動－経済論とは、欲動（drive）と欲動を抑圧する力の葛藤（conflict）といった一定の方向性をもった力を仮定した精神力動的見地（psychodynamic aspect）と、これらの力の働きを心理生物学的なエネルギーの変換と移動として理解する経済的見地（エネルギー恒存の法則）から成り立っているという理論である。特に、無意識の概念を精神力動的な見地から改訂したことに臨床的な意義があった。すなわち、フロイトは、「決して意識化できない心的内容が存在する」無意識という最深層より表層に、「普段は意識化されていないが、注意を向けたり、刺激が加わったりすると意識化することが可能になる心的内容が存在する」前意識の層（局所）を仮定し、「意識化する力と、それに抵抗する力」を想定した力動的な概念化を行い、症状の意味を理解しようと試みた。

フロイトの精神力動論は、ヒステリー患者に関する治療的理解をもとに着想された。たとえば、その代表的な患者として知られるエリザベートは、右大腿部の激痛を主訴として治療を受け始めた。彼女は幼少期から活発で正義感が強く、父が早逝した後は父になり代わるように母を支えてきた女性だった。その治療過程で明らかになったのは、父と同じ心臓病を患った瀕死の姉を前にして、彼女が「姉が死ねば義兄と結婚できる」という気持ちの高ぶりを感じた直後に右大腿部に激痛が走って歩行困難に陥ったという経緯だった。治療場面で、このような義兄への思慕や、姉を排除したい願望に対する罪悪感に彼女が苦しんだことが激しい情緒を伴って想起されると、彼女の下肢の痛みは軽快していった。それに伴って、彼女がその痛みを感じるようになってから、義兄を慕う気持ちが彼女を悩ますようなものではなくなっていたことも明らかになった。このことから、フロイトは、彼女の症状発症の機制を次のように考察した。すなわち、彼女の「罪悪感」と「思慕や願望」との間に葛藤が生じた結果、それらの葛藤は抑圧されたが、そこに備給されていたエネルギーは消失せず、症状（激痛）に変換された。治療によって、抑圧された葛藤が情緒を伴って想起されたことによって、そのエネルギーが解放されたために、症状が軽快したという、転換（conversion）の機制を明らかにした。[3]

さらに、フロイトの精神力動論は推敲を重ねて、心的構造論と結びついた。これは「精神力動－構造論」と呼ばれ、心的な力の領域として「超自我－自我－エス」の構造が仮定され、超自我と自我の大部分は前意識・無意識の層にあり、無意識の層にあるエスは「生物学的、本能的、欲動的なもので、ひたすら満足を求め、理性を欠き、時間を持たず、社会的価値を無視する」ものと仮定した。[4] この概念化によって、「欲動とそれを抑圧しようとする力」の葛藤の理論は、「超自我と自我」あるいは「自我とエス（欲動）」の葛藤、さらには「自我の分裂」などの発想へと発展した。フロイトは「（精神病の）回復後の患者の報告によって、我々は幻覚的錯乱状態（アメンチア）のような外的現実から非常に隔った状態においてさえも、一人の正常な人間が彼らの心の片隅に潜み隠れていて、あたかも事件に加わらない観察者のように、病気の亡霊を傍観し、亡霊が通り過ぎていくのに任せていたのだという事実を知る」[5]と述べている。このような「病的な自我と正常な自我の共存」というアイデアは、精神分析療法の対象をパーソナリティ症や精神病圏にまで拡げる礎石となった。[2]

Ⅱ　個人内力動から、対象・他者との力動へ

フロイトの精神力動論は、原因（葛藤の抑圧）と結果（症状・行為）が直線的に結びつくような因果律に立っていた。また、その理論は、本能論に根差した心理生物学的な観点のために、個人心理学の枠を超

えられなかったばかりでなく、本能のコントロールが及ばない心理的な「自己」を探究することに対する葛藤を抱えてもいた（Guntrip, 1971）[6]。

そう考えると、生身の人間としての患者と対峙し、治療者の主観的な体験を通して患者を理解しようとする精神分析療法（あるいは精神分析的精神療法）の治療研究領域で、このようなフロイトの理論を補足しようとする動きは起こるべくして起こったと言えるかもしれない。その学問的なエネルギーの相互作用が「対象関係論」として結実していった歴史的なムーヴメントは、まさに「力動的」と表するにふさわしい。

「対象関係論」という言葉の起源は、一九四〇～一九五〇年代にＷＲＤ・フェアベーンが自分の研究を対象関係論（object-relationships theory）と呼んだことにある。フェアベーンがＭ・クラインの理論構成に対する批判を展開する過程で、Ｉ・サッチーなどの、タビストック・クリニック（ロンドン）に勤務していた彼の同調者たちが「object-relationships theory」を縮めて「object-relations theory」と呼ぶようになったという[6]。しかしながら、フェアベーンの同調者はタビストック・クリニックではむしろ少数派で、彼らは「独立学派（Independent group）」と称されるようになった[2]。現代の視点から俯瞰すれば、クライン自身は、「死の本能」の概念をはじめとして、フロイトの本能論を基礎とした理論体系を踏襲したと考えていたようだが、半ば無意識的に対象関係論へと舵を切ったことは明らかである。一方、フェアベーンもクラインの理論を批判しながら、クラインの理論から刺激を受け、影響されながら思索を練り上げていったようである。栗原によると、フェアベーンのスキゾイド「状態」の概念は、クラインに影響を受けてスキゾイド「ポジション」の発想を盛り込むようになったという[7]。

そもそも、対象関係論はどう定義づけられるだろうか。

対象関係論では、本能に支配されていないという意味での「心理的な自己」――ガントリップはこれを「パーソナルな自己」（personal self）」と呼んだ[6]――がその臨床や研究の中心となる。すなわち、対象関係論とは、人生早期においては（いまのところ、母親であることが多い）主たる養育者との相互交流の中で、その後はさまざまな人たちとの刻々と変化していく相互交流を通して形成されていく「心理的な自己」が抱えるつまずきや苦悩について、治療者との相互交流の中で――治療者は自らの主観的な体験を活用しながら――探究し、洞察への道筋を見出そうとする治療論である。それは相互影響という円環的な因果律に立っているという意味でも、フロイトの直線的な因果律に基づく精神力動論を超えた。

ガントリップは、このような対象関係論を踏まえて、「精神力動論とは、動機づけと意味をもった人間の生活に関する研究として定義される。そして、このような人間とは、パーソナルな関係を媒介として自己を形成してゆくパーソンである」と述べている[6]。

ここで、対象関係論におけるガントリップの微妙な――しかし現代的には意義深い――立ち位置について触れておきたい。小此木の解説[6]によれば、ガントリップは「対象関係論」よりも「対象関係的思考（object relational thinking）」という術語の方を好んで用いていたが、それは対象関係論よりも広く、当時は精神分析の離反者と見なされていたH S・サリバンやK・ホーナイなどに代表されるネオ・フロイト学派、さらにはC G・ユングなどの理論に近い人間的心理学（person psychology）の含蓄があったという。すなわち、自己とは独立した主体性をもつ「他者」という概念も、文化や社会という外的な環境の影響も、彼の理論的視野には入っていた。ガントリップは「クラインは、もし機会があれば、フロイトとユングの両者について、サリバンと共に論じ合う機会をもつことを歓迎したことが知られている。もしそうなったら、そこから偉大な力が生まれたかもしれない」と記している。[6]

本章で、筆者がガントリップを取り上げた理由が次の引用文で明らかになるように思う。彼は「……（対象関係的思考の）発展の主な推進力となったものは、対立理論に均衡を取り戻させる必要であり、この対立理論は、非分析的で、非対象関係的で、非人間的なもので、親密で人間的な人間生活の研究に自然科学的な思考形態を押し付けようとする理論である。また、それは一般には症状のみを記述し、主観的体験の意味と価値を無視することによってでき上がったものである……力動的と非力動的という二つの異なった心理学の存在は、必ずしもそれらがどうしても対立しなければならない、という意味ではない。そのような対立は、本質的にはすべて非科学的である」と述べている。[6]

ガントリップの言説にならえば、精神分析的な精神力動論とは、心の内外の、無意識的な水準も含めて、さまざまな「対立」の意味や動機づけを理解し、とりわけ、人間は生物学的な存在であることを認める一方で、それだけでは理解できない主観的な体験をあわせもつ全体的な存在としての、固有の「私」を尊重しようとする試みの集積である、と言いたい。

Ⅲ　時間と記憶の力動性

概して、精神分析理論は「幼少期の内的体験に過剰に価値づけされている」という誤解を受けやすい。それは、おそらく、フロイトが提唱した幼児性欲や、およそ就学前までを中心とした精神－性的発達論による印象が強いためだろう。

しかし、乳児期から老年期までの発達課題と危機をまとめたライフ・サイクル論を提唱したEH・エリクソン[8]や、青年期心性を描出したP・ブロス[9]の業績などに代表されるように、精神分析理論は幼少期の体験だけに焦点づけられているわけではない。それは、むしろ、人生最早期の体験を出発点として、長い時間の流れの中で変遷する（あるいは繰り返される）精神力動に関心を向け、そこに意味を見出そうとする治療理論である。

たとえば、フロイトは「事後性（Nachtraglichkeit）」という概念を提唱した。フロイト全集の英訳者のJ・ストレイチーは、これを「deferred action（遡行作用）」と訳した。事後性とは、「一定時点でのある体験、印象、記憶痕跡がそれ以後の時点で、新しい体験を得ることや心的な発達や成熟とともに、新しい意味や、新しい心的な作用、影響力を獲得する心的過程」と定義される[10]。たとえば、青春期になって、性的な知識を得たり、自身の性的衝動の高まりを覚えるようになったりして初めて、自分が幼児期に受けた行為が「性的虐待」であったことを理解できたことによって、その出来事が心的外傷として作用することがある[11]。

小此木[10]は、「記憶というものは静的なものではなく、脳内で動的に再カテゴリー（再構成）化を繰り返している」というノーベル賞受賞者の神経生物学者G・エデルマンの理論を引用したA・モデルの興味深い主張を紹介している。それによると、モデルは「エデルマンの言説は事後性の理解と一致している」と述べ、「反復強迫される外傷体験、ひいてはコンプレックスは、その後の体験によって修正されないままになっている記憶である……精神分析の目的は、この書き換えられていなかった記憶の書き換え、意味の広がりを結果とする事後性の営みである……転移解釈もこの意味での記憶の再カテゴリー化である」と主張した。現在の意識的・無意識的幻想によって過去の記憶が「修正」を受けることがあるのならば、心の回復や人間の成長というものが直線的にはいかないということも、腑に落ちるような気がした。なお、モデルについては、一九九二年に福岡大学で「記憶と治療過程」と題して講演した記録が残されている。それによると、モデルは「記憶は心理学と生理学との架け橋だ」と主張し、「フロイトが記憶を高度に力動的で可逆的なプロセスであると考えていた」ことについて論じている(12)。

Ⅳ　精神分析と力動精神医学

精神分析療法における「力動」は主に無意識における力動に焦点があてられているのに対して、力動精神医学における「力動」はむしろ意識・前意識の水準の問題を扱っている。その違いを直面化したのが一九八七年に開催された日本精神分析学会第三三回大会の（年にひとつしか企画されない）シンポジウムにおける小此木の発表だった。その時のテーマは「力動精神医学の実際」だった。そのシンポジストの一人として登壇した小此木は同学会会員が精神分析と力動精神医学との間でジレンマを抱えていることを指摘し、論じた。すなわち、彼は「本学会が理念の上で精神分析をうたい、また、精神分析的な方向づけを持った精神科医ないし心理臨床家を主とする会であるという点で、精神分析学会をとなえることには必ずしも矛盾はない。しかしながら、会員個々の臨床家としての日常の営みと、それに基づく臨床経験という観点から見ると、実質的には狭義の精神分析医ないし精神分析家と呼ぶべき会員よりは、精神分析的な方向づけを持った力動精神科医ないし心理臨床家が圧倒的多数を占めている。それにもかかわらず、これまで精神分析的であることと力動精神医学的であることとの共通面が自明のこととされ、その違いは暗黙のうちにあいまいにされてきた」と述べた[13]。この指摘は的を射ており、精神分析的なオリエンテーションを持つ医師は、えてして、力動精神医学を「精神分析的精神医学」と同一のものとして論じ、その「違い」についでは議論の俎上にのせることはほとんどない。しかし、力動精神医学は文字通り医療現場を中心として展開され、そこに地域社会や福祉のスタッフが加わり、さらに家族や職場の人たちさえ加わることがあるという点で、すでに、治療者と患者の二人だけで成り立つ精神分析療法とは異なる。

医療現場で実際に治療が開始されると、看護師、サイコロジスト、ソーシャルワーカー、作業療法士、薬剤師などと連携していくことになる。そう考えると、医師が知らないところでも、さまざまな力動が生じていることが想像できる。その中で、診断は彼らの共通言語としての意味をもつように思う。これが「精神分析療法とは対照的に、力動精神医学にとって診断が大きな意義をもつ[13]」所以ではないだろうか。精神分析療法ではむしろ精神医学的診断はそれほど問われず、精神分析理論に基づく精神病理学的評価についてさえも治療過程の中でゆっくり醸成されていくと理解されているようである。

力動精神医学の共通言語としての「診断」に求められるものは、まずは、皆が使いこなせるほどの明快さや簡便さを持っていることだろう。その意味では、DSMやICDに代表される操作的診断分類は一定の役割を果たしている。しかし、操作的診断分類は、実際の臨床現場で起こる力動を予測したり、理解したりするための「診断」は提供してくれない。力動精神医学は、それを補い、より実践的な診断と治療方針を提供するものである。もちろん、その治療方針で検討されるオプションには、種々の精神療法だけではなく、現代の精神医学では無視できない薬物療法も含まれている。そして、薬物療法の実践にさえ力動的配慮が有用であることについては、もはや議論の余地はないように思う。

残念ながら、筆者には「治療共同体」モデルに基づく精神科入院治療の臨床経験がないが、堀川は、精神分析的なオリエンテーションをもつ米国のメニンガー・クリニックでの経験を活かして、自らが精神科病院の組織管理・運営者（院長）となって行った「治療共同体」に基づく力動的入院治療の二〇年間の成果を報告している[14]。それによると、「治療共同体」以前の平均在院日数は二、一五六日だったが、それが二〇年後には四九・五日と大幅に短縮されたという。また、この報告当時の入院患者における抗精神病薬のクロルプロマジン換算値の平均は三九三・〇mg/日と低く、単剤化率も一〇〇%だという。これらの結果は、二〇年間の精神科病院をとりまく状況の変化を鑑みても、驚異的であるように思う。

堀川[14]によると、治療共同体とは入院生活全体が治療的に作用するための仕組みであり、それは精神分析理論、社会学的研究、集団力動論、システム論などを取り入れた理論に基づいているため、社会との連続性や開放性が保たれ、現実的で緩やかな階層秩序をもつものであり、患者（集団）も治療の重要なパートナーと考えるところが特徴的であるという。

推察するに、このような「治療共同体」が機能するための「力動的な思考や営み」についての教育や研修は、治療実践の試行錯誤の中で力動的に行われていったのであろう。筆者の連想はさらに進んで、森田療法の入院治療との類似点や相違点についてはどうなのだろうか、という疑問も浮かんだ。いつか、それぞれの治療者同士のディスカッションを聴いてみたい。

おわりに

再び、ガントリップを引用したい。彼は「……もしも我々の理論概念の変化があまりにも長い間その流れを止め、よどみにごるならば、何か我々に間違ったところがあることになる。そもそも理論というものは、我々の患者が我々に提示する諸経験の積み重ねを、今日までのところでせいぜい何とか一番よい形に概念化し得たものにすぎない[6]」と述べた。その指摘にあるように、精神分析的な知が永遠に未完成のままであることを謙虚に受けとめることによって初めて、治療者は、より広い視野へと開かれるのかもしれない。

〔文献〕

（1）Rapaport D & Gill M : The point of view and assumption of metapsychology. Int J Psychoanal 40 : 153-62, 1959.
（2）小此木啓吾『精神分析の基礎理論』弘文堂、一九八五
（3）Freud S : Studien uber hysterie, 1895.（懸田克躬訳「ヒステリー研究」『フロイト著作集7』人文書院、一九七四）
（4）Freud S : Das ich und das es, 1923.（小此木啓吾訳「自我とエス」『フロイト著作集6』二六三―二九九頁、人文書院、一九七〇）
（5）Freud S : Abriss der psychoanalyse, 1938.（小此木啓吾訳「精神分析学概説」『フロイト著作集9』一五六―二〇九頁、人文書院、一九八三）
（6）Guntrip H : Psychoanalytic Theory, Therapy, and the Self. Basic Books, 1971.（小此木啓吾・柏瀬宏隆訳『精神分

析フロイト以后　対象関係論の展開』誠信書房、一九八一）
（7）Fairbairn WRD : Schizoid factors in the personality. In Fairbairn WRD Psychoanalytic Studies of the Personality. Routledge & Kegan, Paul. 1952.（相田信男監修・栗原和彦編訳「人格におけるスキゾイド的要因」『対象関係論の源流―フェアベーン主要論文集』遠見書房、二〇一七）
（8）Erikson EH : Psychological Issues Identity and the life cycle. Universities Press, 1959.（小此木啓吾訳編「自我同一性」『アイデンティティとライフサイクル』誠信書房、一九七三）
（9）Blos P : Son and Father : Before and beyond the Oedipus complex. 1985.（児玉憲典訳『息子と父親―エディプス・コンプレックス論をこえて―青年期臨床の精神分析理論』誠信書房、一九九〇）
（10）小此木啓吾「事後性」『精神分析事典』一八一―一八二頁、岩崎学術出版社、二〇〇二
（11）Freud S : Entwurf einer Psychologie. 1950.（小此木啓吾訳「科学的心理学草稿」『フロイト著作集7』二三三―三一四頁、人文書院、一九七四）
（12）Modell AH :（1992）（福井敏他訳「記憶と治療過程」『今日の精神分析』一三一―一四六頁、金剛出版、一九九二）
（13）小此木啓吾「力動精神医学における診断と治療計画」精神分析研究三二、一七―二七頁、一九八八
（14）堀川公平「精神療法と治療共同体に基づく力動精神医学的チーム医療―人も自然も空間も、あらゆる資源を治療のために」精神医学五五、八四四―八四七頁、二〇一三

コラム

現実との境界に位置するもの

精神療法のアクチュアリティ（actuality）とは、どのようなものだろうか。

ぼんやりと思いを巡らせていたら、以前、テレビで観た、著名な脚本家である山田太一氏の手による、幽霊がメインキャストの一人として登場するドラマを思い出した。当時の私は「この幽霊の役回りは精神療法の治療者のようだ」と感じていた。

山田氏の原作で幽霊が登場するといえば、『異人たちとの夏』（一九八八年公開、大林宣彦監督、市川森一脚本）という名作映画がある。それは主人公の中年男性が幽霊であることを承知で幼い頃に死別した両親のもとに通うという話だったが、筆者が観た、題名も筋書きも思い出せないドラマの幽霊は、それとはだいぶ趣が異なり、ある家族の住まいに、たった一人で住みついている。その幽霊の生前がその家族の一員だったのか、知人だったのか、まるで赤の他人だったのか、はたまた、その幽霊が女性だったのか男性だったのかさえも思い出せないが、そこに住む家人が幽霊と二人きりになることが度重なるにつれ、いつしか、相手が幽霊であることを認識しながら、いや、そうとわかっているからこそ、誰にも言えない心の内を語るようになるところだけがやけに印象に残っている。彼らは一様に「なぜ、幽霊には、こんなに素直に打ち明けられるのだろう」と己の行動を訝しがり、あれやこれやと理由を考えたあげく、「幽霊は、自分の話を批判せず、ただ黙って聴いてくれる。現実の人間関係では、そんなこと、絶対にない。だからだ」と膝を打つのだった。

精神分析的精神療法の治療者（以下、治療者）は、まさに、この幽霊のように、患者の話に対して、「善い、悪い」のジャッジを下さずに耳を傾ける。それに加えて、治療者は幽霊のように患者の現実生活には登場せず、直接的な影響も与えない。精神療法の大方の時間は患者が話しており、治療者はそれに相槌を打ったり、時折、患者が「避けているものの、語りたい気持ちにもなっている」話題に水を向けたり、曖昧にしていることによって却って心の調子を崩しているようなトコロに頃合いを見計らって探りを入れてみたりするだけである（これを解釈と呼ぶこともある）。

治療初期には、そんな治療者に対して、患者は件《くだん》のドラマの登場人物のように「これまで話せなかった、思ってもいなかったことを話している。治療者は、それを黙って受けとめてくれる」という（時には無意識的な）驚きと共に満足感を覚えながら、「壁に向かって話しているようだ」とか、「人間味が感じられない」などと不満を漏らすことも珍しくない。この、患者が抱く不満こそが幽霊と治療者の決定的な違いなのだろう。患者はこれまで経験したことのない関係性を心地よいものとして受け入れる一方で、意識的・無意識的に、治療者に対して現実の人間関係をも求めている。現に治療者は個人的な心情も暮らしも持っている生身の人間なのだから、考えてみれば、そのような患者の気持ちは人間の摂理として当たり前のことである。

しかし、こと精神分析的精神療法では、治療関係が現実の人間関係と同質では治療が成り立たない。たとえば、ライクロフトは、神経症について「この状態では、外界に対する関心が一部分退いてしまい内に向かいます。同時に、一種の空想界が湧き出てきます。子ども時代の精神活動や幼児期の記憶に根ざした空想界です」(1)と述べたが、精神分析的精神療法の治療作用のひとつは、このような「空想界」を治療関係の中で展開することである。この治療作用によって、精神分析的精神療法では、セッションの回数を重ねるうちに、いつのまにか、面接室があたたかみのある懐かしい場所になっていることに、大半の患者は気づくようになる。そして、患者は、その治療構造を心の中にも保持し、あたかもそれに護られているかのように安心して、治療者と共に、夢をみたり、想像したり、幻想を抱いたりすることができるようになる。

このような治療過程は、現実と「空想界」との危ういバランスの上に成り立っているように思う。一見、豊かな内容の連想が語られ、意味のある対話がなされているように見えても、砂漠の中でオアシスの幻影をみるような、患者の防衛が見せる偽りの心象風景であることがある。それを注意深く嗅ぎ分けることができなければ、治療者は件の「幽霊」と化してしまうことになる。

たとえば、慢性的で漠然とした厭世観や空虚感をもつ患者がいつもの自傷行為ではなく、致死性の高い自殺行為を秘かに考え始めた時のセッションには、必ず、患者が体験している「現実の暗い影響」が投影されている。患者が暮らす現実の生活で、「絶望」へと患者の背中を押した「何か」があったはずである。しかし、それは、治療者の感情を波立たせたり、興味をかきたてたりするような連想内容によって覆い隠され、わかりにくいものになっていることがある。

精神分析的精神療法は、深くて暗い海の底へと潜っていくことに喩えられるかもしれない。そこでは、海上の船に結びつけられた生命綱と、背負っている酸素ボンベだけが自分を生かし続けるものである。患者と治療者は、同じ潜水艇に乗っているのではなく、それぞれ別の潜水服を着て、わずかな光量の中で、地上とは勝手が違うコミュニケーションに苦労しているイメージである。海の底では、「現実の世界」は、もはや「想像」の中にしかない。言い換えれば、想像力だけが現実を描き出すことができるのである。

治療が患者の「現実」から遊離しないためには、治療者は患者の内的な世界に没頭するだけではなく、その想像力を働かせて、患者の現実生活にも関心を示す必要があるように思う。

アクチュアルな精神療法とは、そのように、患者と治療者双方の現実生活と内的世界との境界に位置するものなのではないだろうか。そして、精神療法のアクチュアリティとは、筆者にとって、劇的な一瞬というよりもむしろ、絶え間ないプロセスの中にこそあるような気がしている。

[文献]

（1）Rycroft C : Imagination and Reality. The Hogarth Press Ltd., London, 1968.（神田橋條治・石川元訳『想像と現実』岩崎学術出版社、一九七九）

第5章　適応的な退行と自己

はじめに

S・フロイトが退行を専ら疾病形成の要因として、あるいは精神分析療法の抵抗として言及したのに比して、フロイト以後の精神分析家であるE・クリス、M・バリント、DW・ウィニコットらは退行のポジティブな側面に着目した。

本章では精神的な健康や成熟に寄与する退行の側面について、これらの研究者の論考を紹介しつつ、私たちの生活に身近な現象としての退行に光をあてたいと思う。

I　適応的な退行

クリスは芸術家の創作や日常生活における風刺や笑いなどに関する精神分析的研究の成果として、adaptive regression in the service of ego（ARISE《アライズ》）という概念を提唱した。(1) この邦訳として「自我による自我のための適応的な退行」は馴染みのあるものだが、これは馬場禮子と小此木啓吾の苦心の意訳である。その事情は、クリスの著書『芸術の精神分析的研究』の訳者あとがきに記されている。いわく、クリスはARISEの特性を説明するにあたり、temporary and partial regression（一時的・部分的退行）、regression in the service of the ego（自我に資する退行）、regression under the control of the ego（自我の統制下にある退行）など複数の言いまわしを使っていたため、ARISEの邦訳にあたって、これらの含蓄をできるだけ活かすべく訳語が選択されたという。すなわち、ARISEの特徴は自我の前意識的な自律性のもとでの可逆的な退行であり、現実的に不適応を起こさない範囲内で一時的・部分的に退行することによって、鬱積した欲動エネルギーの発散や自我エネルギーの充填が生じるところにある。たとえば、コーヒーやスウィーツを楽しむような日常生活の中で解放感を感じるちょっとした休息や、映画や小説などへの没頭、カラオケやゴルフなどに興じる状態などにおける心理過程はすべてARISEとして理解できる。クリスは「大人の遊びは、滑稽な思いつきと同じように、〝超自我からの休日（holiday from the superego）〟という言葉で、ある程度理解できる。子ども時代の遊びや楽しみがその先駆となっていて、重大な転機に際して、本能の満足を現実に適合した形で果たすための橋渡し役を仰せつかっている」と述べた。すなわち、大人の遊びはARISEとして理解され、主に現実の否認や支配といった防衛としての意味をもつ子どもの遊びとは区別される。

ARISEによって得られる「休息所」は、ウィニコットが提唱した「内なる現実と外的な生活の両方が貢献する、体験することの中間領域（intermediate area of experience）[2]」と同一のものと考えて差し支えないだろう。この「中間領域」は、幼少期に依存対象からの心理的な離乳に耐えられるように幼い子どもを支え、その役割を終えた時には忘れられることも、嘆き悲しまれることもなく、その意味を失い、文化領域全体を覆うように拡散した、移行対象（transitional object）の名残である。移行対象は、漫画「スヌーピー」の登場人物の一人ライナスが片時も離さない毛布のように、「外的な所有物であると認識しながらも、同時に、未だ外的な対象だと十分に認識されていない」対象である。大人になった子どもたちは、現実であって、現実ではない中間領域で、われを忘れ、現実の憂さを晴らす。

ところで、クリスはＡＲＩＳＥが成立するためには、自我の自律性と抑圧のゆるさ（Lockerheit）が必要であると主張した(1)。自我の自律性とは、自我機能がエスや超自我などとの内的葛藤および外的な環境の両方に対して自主的な適応能力をもつという意味である(3)。ハルトマンは、知覚、記憶、運動、知能、認知、思考などの生物学的に規定され、肯定的な情緒と共に発達した自我の能力（一次的な自律機能）と、排尿・排便、食事、習慣化した行動様式、自転車に乗ることや機械操作の技能などの後天的な防衛と共に発達し後に自動化した自我の能力（二次的な自律機能）があるとした(3)。自我はこのような自律性の中で退行を調整し、退行を促すような「抑圧のゆるさ」と共に、必要に応じて退行から回復させる柔軟性や総合・統合機能（synthetic and integrative function）を発揮することによって、ＡＲＩＳＥを発動させることができるという。

なお、ＡＲＩＳＥ《アライズ》という呼称はベラックによって用いられ、一般化したものである(4)。

Ｍ・バリントは自らの「良性の退行（benign form of regression）」の概念とＡＲＩＳＥとの類似性を論じ、退行の理解を個人心理学から対象関係論の枠組みへと拡げた(5)。バリントは精神分析療法において、あまり退行を起こさないうちに改善していく患者がみられる一方で、深い退行状態を呈した後に初めて回復していく患者の存在に着目して、これを「良性の退行」と名付けて、治療論を展開した。このような患者は退行の結果として、ある種の創造領域に達し、そこで反復強迫を超えた新たな体験を契機として、「新規蒔き直し（new beginning）」が起こって改善を示すので、治療者はこのような創造領域に退行した患者の沈黙や振る舞いを抵抗として解釈するのではなく、患者の内面生活や個性についての理解と寛容をもって受容することが治療的であると結論づけた。なお、バリントは心に基底欠損（basic fault）を抱えた患者は「悪性の退行（malignant form of regression）」を起こすことを指摘し、この場合の退行は反転が困難で、患者の欲求は留まることを知らず、絶望的に相手にまといつく状態になると述べた。この「悪性の退行」概念は、一九八〇年代から一九九〇年代にかけて、境界例（ボーダーラインパターン）治療に苦慮していた治療者たちを中心に広く受け入れられた。

ウィニコットも深い退行を呈した後に成長を示す患者群について論じ、バリントの「良性の退行」を示す患者への治療的アプローチと同様の見解を述べた。これは、特に、乳児の自発的な衝動や欲求に母親がほどよく（good enough）対応できなかったがために、乳児が実在性や創造性を内包した「真の自己（true self）」の代わりに、環境に服従することで初めて成立するような自己のあり方（「偽りの自己（pseudo self）」）を極端に発達させてしまった場合にあてはまり、患者は深い退行を通して、乖離した「真の自己」を治療的に体験する必要があるという[6]。

ここで留意しておきたい点は、「偽りの自己」は必ずしも病的な現象ではなく、健康な場合には、礼儀正しさや社交性などの適応的な態度として表現され、「真の自己」と対立するような場合には「真の自己」が勝利するような自己のあり方を示すということである。その意味では、普段の生活で「真の自己」はやはり前意識的であるといえるかもしれない。そして、人は時々、ＡＲＩＳＥを介して、自らの内側に「真の自己」を感じることで心のバランスを保ち、平安を得ているといえる。

Ⅱ　夢の働き

そもそも、フロイトが最初に退行現象に言及したのは、論文「夢判断」においてであった[7]。フロイトは「夢の中で表象（観念）が、それがかつてそこから出てきたところの感性的形象へ逆戻りしていくことをわれわれは退行と名づける」と述べ、夢の過程では「興奮は、心の運動末端の方へ向かって移動していく代わりに、知覚末端の方へ向かって移動していく」と考えた。すなわち、健常者では誰かに追われて駆け出す夢をみていても、興奮は運動機能には伝わらず、実際に走り出したりはしない。いわば、夢は一種の幻覚であり、その過程で欲動エネルギーは表象間を自由に移動し、幻覚として知覚の再生が起こるような思考過程であり、これは快感原則に基づく一次過程（無意識系）への退行なのだという仮説をたてた。

近年、フロイトの夢理論の多くは改訂が必要であることが明らかになりつつある[8]が、夢が一種の退行現象としてとらえられることについては、未だ、異論は聞こえてこないように思う。

筆者の外来を訪れた年若い女性は、親友の不慮の事故死以来、「眠るのが怖くなった」と述べた。親友が死んでから、彼女にとって眠りは「意識の死」を意味するようになり、目覚めない恐怖のために眠りという退行に安心して身をゆだねることができなくなっていた。ふだん私たちは何の苦労もなく眠りにおち、夢をみる。しかし、それが障がいされた時に、眠りや夢がどれほど心の健康に携わっていたかに気づかされる。

近年の夢科学の成果のひとつとして、夢には情動調整機能がある可能性が示唆されている。たとえば、「（健常者では）何か悩み事を抱えたまま眠ると、脳はその情報をとりあげ、同じような感情を伴う記憶のネットワークを探して、その上に新しい情報を重ねる。レム睡眠の回が重なるにつれ、夢の筋書きはより複雑になり、今の現実からますますかけ離れた、より古いイメージが入り混じったものになる……最後のレム睡眠までに脳が長期記憶の中から解決策を見つければ、つまり、現在の感情と似たような感情を抱いたけれど、結果的には物事がうまくいった経験を見つけ出せば、朝起きた時には気分が良くなっている……しかし、うつ病患者の場合、夢のパターンはこれとは大きく異なる。往々にして最初のレム睡眠に入るのが通常より早く、その時の夢はどんなものにせよ感情を全く欠いている。その後時間が経つにつれ、夢はどんどん暗い内容になる……」[9]という。すなわち、心が健康な時、夢には記憶のネットワークを介してネガティブな感情を調整する働きがあると考えられる一方で、うつ病患者ではその機能が損なわれている可能性がある。その意味では、夢の働き（dream work）もＡＲＩＳＥとして理解できるかもしれない。

Ⅲ　防衛としての退行

フロイトの娘であるアンナも、退行の健康的な側面について着目した。彼女は子どもたちが疲労、身体の疼痛や発熱などの身体的不調、心的ストレスなどによって退行する現象を見出し、「欲動、自我それに超自我の退行は個人が未熟で柔軟性をもっている限り、常に芽生えてくる正常な現象である……耐えきれないような状況にたち至った時、常に有効な手段となっている。このように退行は適応と防衛に同時に働きかけ、このため人格（パーソナリティ）の正常性が保持されている」[10]と述べた。しかし、同時に「こういった退行の利点は退行が一時的・可逆的である場合のみだ」と指摘することも忘れなかった。確かに、心的外傷による苦悩や重篤な身体疾患によって永続的な退行に見舞われることは少なくないことを私たちは臨床経験から学んでいる。

マーフィー[11]は、新たな環境に入った幼い子どもたちのうちの一部が一時的に退行して、指しゃぶりや性器いじりなどの自体愛的な振る舞いを見せ、引きこもった状態で、周囲を忙しく観察している一方で、退行せず、積極的に周囲と関わり、一見、非常に良好な適応を見せる子どもたちが存在することを指摘し、実は、後者の子どもたちでは、失敗する不安から生じた「攻撃者との同一化」が見出されたと報告した。

大人の場合でも、過酷な状況において一時的な退行をもって対処することは必ずしも悪いことではない。よりエネルギーが充填されている固着点で心の混乱に対処することは、混乱からの回復をより容易にし、有効な方略になることもある。

Ⅳ　発達のための退行

発達や成長は、まっすぐに上昇していく直線を描くようにはいかない。

アンナは「子どもの自我が成長し、その機能が具備されるにつれて、内的外的世界をより詳しく意識するようになるので、自我はかえって多くの不快かつ苦痛な体験に接することになる……一方では自我の全機能において成熟と適応が力強く現実支配の効果を促進しているにもかかわらず、他方では不快さに対する防衛機制がそれとは逆の方向に働きかけて、自我機能の効力を無力化しつつある……前進と後退、進歩と退行が絶えず繰り返され、お互いにからみあっている」と述べ、「子どもの人格（パーソナリティ）が成熟に向かっていろいろな路線上をいろいろな速度で発達するために生じた人格（パーソナリティ）の不均衡（disequilibrium）という概念に対し、われわれはさらに新しく不均等（unevenness）という概念を付け加える必要がある。これは人格（パーソナリティ）構造のもつ諸要求の退行や、その結合のために生じたものである」と、発達がもつ退行と進展の反復という特性を明らかにした。なお、自我の退行は欲動退行のように固着点をもたないため、自我はそれまで進んできた発達ラインを一歩ずつ逆行する。つまり、自我の退行では、最近獲得された機能が真っ先に失われることになる。

青春期の発達において、退行と進展は、再燃した欲動の高まりを伴っているので、子ども時代よりもっと激しいものになる。それは両親表象からの自律と依存の葛藤でもあるが、このような葛藤状況を、牛島ら[12]はウィニコットの「青春期ドルドラム（adolescent doldrums）」概念を援用して、「治療者が近づくと、呑み込まれる不安を起こして反発その他の烈しい行動化（自傷自殺をはじめとして）をおこす。そこで、治療者が手をこまねいてみていると、再び同じような行動化に走る」と表現した。ドルドラムの元々の意味は、「赤道あたりの、互いに逆行する風流の狭間に生じる無風地帯」のことである。

V　レジリアンスと退行

レジリアンス（resilience）の定義は研究者によって微妙に異なるが、コンセンサスが得られている理解としては「逆境やリスクにもかかわらず、その後に精神的な健康や良好な社会適応を得ている」プロセスをさし、それは個人と環境との相互作用に基づいた力動的なものである[13]。その当事者はサバイバーと呼ばれるが、サバイバーには脆弱性とレジリアンスという対照的な要素が同居している[14]。また、先駆的なレジリアンス研究者のウォーリン夫妻によれば、サバイバーのレジリアンスに関する表現は、洞察、独立性、イニシアティヴ、ユーモア、モラル、関係性、創造性の七つに大別されるという。しかし、レジリアンスは必ずしも安定した状態をさしているわけではなく、長期間、良好な適応をしていた人が法を犯してしまうこともある[14]。

レジリアンスの概念は総じて、心の「健康な側面」に光をあてたものである。その意味において「健康な退行」の側面からレジリアンスを読み解き、支援策を考えることができるかもしれない。

おわりに

エリクソンは、生涯、発達は続くと述べた[15]。それは、つまり人間はどんなに年老いても精神的な成熟を目指すことができるということを意味している。現代における老年者は、ひと昔前の村の長老のような老賢者の位置におさまることはできない。なぜなら、めまぐるしく変転する現代社会では、伝統や生活の知恵を伝承する老年者の役目は限られており、老年者にとっても新たな環境や体験に対峙しているからである。とすれば、老年者は、変化の激しい社会で適応するために「退行と進展を繰り返す自我の柔軟性（弾力性）」を発揮する中でこそ、精神的な成熟（発達）を果たすことができるということなのかもしれない。

［文献］

（1）Kris E : Psychoanalytic Explorations in Art. International University Press Inc., New York,1952（馬場禮子訳『現代精神分析双書20　芸術の精神分析的研究』岩崎学術出版社、一九七六）
（2）Winnicott DW : Winnicott DW Collect Papers : Through paediatrics to psycho-analysis. Tavistock Publications, London, 1958.（北山修監訳『児童分析から精神分析へ―ウィニコット臨床論文集Ⅱ』岩崎学術出版社、一九九〇）
（3）Hartmann H : Ego Psychology and the Problem of Adaptation. International University Press Inc., New York, 1958.（霜田静志・篠崎忠男訳『自我の適応―自我心理学と適応の問題』誠信書房、一九六七）
（4）Bellack L, Hurvich M, Gediman H : Ego Functions of Scizophrenics, Neurotics and Normals. John Wiley & Sons, New York.（1973）
（5）Balint M : The Basic Fault : Therapeutic aspects of regression. Tavistock Publications, London, 1968.（中井久夫訳『治療論からみた退行―基底欠損の精神分析』金剛出版、一九七九）
（6）Winnicott DW : Winnicott DW Collect Papers : The maturational processes, at the facilitating environment. The Hogarth Press Ltd., London, 1965.（牛島定信訳『情緒発達の精神分析理論』岩崎学術出版社、一九八八）
（7）Freud S : Die Traumdeutung. Gesammelte Werke, German, 1900.（高橋義孝訳「夢判断」『フロイト著作集2』人文書院、一九八七）

(8) Rock A : The Mind at Night : The new science of how and why we dream. Basic Books, New York, 2004.（伊藤和子訳『脳は眠らない―夢を生み出す脳のしくみ』ランダムハウス講談社、二〇〇九）
(9) Cartwright RD : The role of sleep in changing our minds : A psychologist's discussion of papers on memory reactivation and consolidation. Learning & Memory 11 : 660-663, 2004.
(10) Freud A : The Writings of Anna Freud Volume VI, Normality and Pathology in Childhood : Assessments of Development. International University Press Inc., 1965.（牧田清志・黒丸正四郎監修、黒丸正四郎・中野良平訳『アンナ・フロイト著作集第9巻　児童期の正常と異常』岩崎学術出版社、一九八一）
(11) Murphy L : The Widening World of Childhood. Basic Books, New York, 1962.
(12) 牛島定信・福井敏「対象関係からみた最近の青年の精神病理―前青年期ドルドラム期と全エディプス的父親の創造」『青年の精神病理2』弘文堂、一九八七
(13) 土岐篤史「マイケル・ラター　発達精神病理学とリジリアンス」家族療法研究三三（一）、九―一五頁、二〇一六
(14) 奥野光「ウォーリンとウォーリン　問題の多い家族で育ったサバイバーのリジリアンス」家族療法研究三三（一）、一六―二〇頁、二〇一六
(15) Erikson EH, Erikson JM et al. : Vital Involvement in Old Age. 1986.（朝永正徳・朝永梨枝子訳『老年期―生き生きしたかかわりあい』みすず書房、二〇〇七）

コラム

フロイトとスペイン風邪

愛娘の死

二〇二〇年の初頭から始まった新型コロナウィルス感染症の世界的な流行（パンデミック）について、約一〇〇年前のスペイン風邪の世界的な流行になぞらえて語られることが多い。スペイン風邪とは、一九一八年三月頃から米国やヨーロッパに端を発し、世界的に流行した新型インフルエンザの俗称である。当時、そのウィルスは同定されず、未知のウィルス感染症とされていたため、感染対策としては、患者の隔離、接触者の行動制限、個人衛生、消毒と集会の延期、マスクの着用などだったという。それらは、現在、新型コロナ感染症に対して私たちがとっている対策とほとんど変わらない。異なるのは、スペイン風邪では死亡例の九九％が六五歳以下であり、一五〜三五歳の若年者層に最も多くの死者を出したという点である。[1] その原因は定かではないが、スペイン風邪の流行が第一次世界大戦のただ中に始まり、戦場でも多くの感染者を出したことにも由来するだろうことは、想像に難くない。

しかし、戦場とは無縁の場所で、精神分析理論（治療）の創始者であるフロイトの愛娘ゾフィーは、スペイン風邪によって、二六歳の若さで亡くなった。それは、一九二〇年一月二五日のことであった。フロイトの側近中の側近であったアーネスト・ジョーンズが著したフロイトの評伝[2]によると、フロイトにとって、彼女の死は青天の霹靂であり、大きな心理的な打撃であった。彼は側近のアンティンゴンへの手紙に「何を言うべきかわからないほどに、（ゾフィーの死は）私を麻痺させている」と綴っていたという。

同じ年の夏、フロイトは「快感原則の彼岸」[3]と題する論文を完成させた。この論文は、それまでの臨床経験に基づいた論文とは一線を画し、思弁的、哲学的であった。その中で彼は「死の欲動」について初めて言及し、論じた。

ジョーンズによると、フロイトはアンティンゴンに、「(この論文が)ゾフィーがこの上ない健康に恵まれていた頃、すでに半ば出来上がっていたという証人になってほしい」という奇妙な依頼をしたという。一方、アンティンゴンに対して「死の欲動」に言及したのは、一九二〇年二月二〇日が初めてだったらしいともいわれている。[4] また、フロイトがジョーンズに対して初めて「死の欲動」に言及したのは、ゾフィーの死の二週間後だったようである。ジョーンズは、「(ゾフィーが亡くなった二週間後の手紙の中で)彼が自分が『死の欲動』について以前から書き続けていることについて偶然言及しているという事実がなければ、彼の新しい思想が娘を失った落胆によって影響されたものであることを、内心で拒否しているしるしではないかという疑いがおこりうるところであった」と述べている。[2]

彼らの証言通り、「死の欲動」理論がゾフィーの死以前に着想されていたとしても、[4] 彼女の死がその理論の構築にまったく影響を与えなかったとは、筆者には思えない。なぜなら、筆者は、フロイトの「死の欲動」理論に、「理不尽な死」への抗議のようなものを感じるからである。

死の欲動(タナトス)

フロイトは、前述の論文で、自らの欲動論を根本から定式化し直した。すなわち、欲動を「死の欲動

（自我欲動）」と、それに対立する「生の欲動（性的欲動）」の二つに大別した。

彼は、「死の欲動」の前提として「生物は無生物から派生した」と考え、「生物は内的な理由から死んで無機物に還るという仮定が許されるなら、われわれはただ、あらゆる生命の目標は死であるとしかいえない」[3]と述べ、「高等動物では一定の、平均した寿命があるという事実は、もちろん内的な原因による死を証明するものである」[3]とした。

このような「死の欲動」を、「自らに向かう攻撃性」の存在を肯定するものと考える研究者もいるが、一概にそうとはいえない。なぜなら、フロイトは「死の欲動」、別名「自我欲動」には、「自己保存本能」も含まれると考えていたからである。彼は、「有機体は、それぞれの流儀にしたがって死ぬことを望み、これら生命を守る番兵も、もとをただせば死に仕える番兵であったのだ。このようにして、生命ある有機体は、生の目標にもっとも短い道筋を経て（いわゆる短絡によって）到達することを助けるかもしれぬ作用（危険）に、きわめてはげしく抵抗するというパラドックスが起こる」[3]と述べている。すなわち、「死の欲動」は、外的な脅威（危険）から自己を護るために文字通り必死の抵抗を試みるというのである。その時、フロイトの脳裡には、愛娘の生命を奪ったスペイン風邪が思い浮かんでいたのかもしれない。

個を超えた「生の欲動（エロス）」

一方、フロイトは、「生の欲動（エロス）」については、有機体と有機体が接合（生殖）することによって次の有機体へとその素質を受け継がせるための欲動であると考えた。それは、いわば「無限の生命」を維持しようとする欲動であるため、「死の欲動」と対立する。

精神分析家シミントン[5]は「（米国の社会学者の）タルコット・パーソンズはフロイトの思想における

この結合させる物質（エロス）が、接合効果をもつ価値システムを通じて個人が有機体全体へと統合された有機的単位としての社会、というデュルケームの概念と類似していると指摘しました。……会社なり機関なりで働く人びとが何らかのかたちで集団同一性をもつのは、エロスを通じてのことなのでしょう」と述べている。

その意味では、フロイトの「死の欲動」理論は、戦争を惹き起こし、継続させたような社会の集団同一性に対して、「否《いな》」という無意識的な抗議の声をあげていたともいえるのではないだろうか。そう考えると、フロイトの「ゾフィーの死以前から着想していた」という言葉も真実だったかもしれない。

心的外傷と反復強迫

さらに、フロイトは、前述の論文で、人間の心には外界からの刺激（ストレス因による情緒）に圧倒されないための「刺激保護障壁」があると仮定した。そして、突然（つまり、不安という予感なしに）、強烈な外界からの刺激（エネルギー）にさらされたことによって生じた刺激保護障壁の破綻が「心的外傷」であると考えた。このような刺激保護障壁の破綻によって、外から大量のエネルギーが流入すると、心は大混乱に陥る。ともかく、内部にあるエネルギーを集結させて、外から侵入するエネルギーの洪水をコントロールしよう（押し返そう）とする。そうすると、通常は心の中を自由に漂っているエネルギーが、破壊された一箇所に拘束されて心の他の部分に行き届かなくなるために、感情の麻痺や思考不能などが起こると考えた。(3) まさに、ゾフィーの死の直後のフロイトは、この状態だったと思われる。

「夢は願望充足である」というフロイトの文言は有名だが、前述の論文で、彼は夢について別の見解を提示した。それは、戦争神経症患者の夢を理解する中で生まれた。彼らは夢の中で外傷的な体験を繰り返し再現していた。これについて、フロイトは「……不安の発生が途絶えたことが外傷性神経症の原因になったのだから、これらの夢は不安を発展させつつ、刺激の統制を回復しようとする……反復強迫に従うもの……」[3]であると考えるに至った。

反復強迫とは、さまざまな動機によって同様のストレス状況を繰り返し体験する傾向をいう。すなわち、彼らの外傷夢は、心的外傷体験を繰り返し再現する中で、今度は「不安」という防御装置を作用させることによって「心的外傷」を修復しようとする試みであると理解されたのである。

ゾフィーの死後に完成した論文「快感原則の彼岸」は、筆者には、フロイトが愛娘の死の悲しみを抱えながらも、戦争によって傷ついた人々の治療からの理解を得て、「生と死の本質」に迫ろうとした試みであったように思える。

断り書き

なお、フロイトは動物に対して「Instinkt（本能　instinct）」という言葉を、人間に対して「Trieb（欲動　drive）」という言葉を用いていたが、フロイト著作集を英訳するにあたって、「Trieb」も「instinct」と訳されてしまったため[6]、日本でも「本能」と訳出された文献がある。本稿では、そのような文献についても「欲動」に統一して引用した。

〈参考文献〉

（1）国立感染症研究所 感染症情報センター「インフルエンザ・パンデミックに関するQ＆A」（http://idsc.nih.go.jp/disease/influenza/pandemic/QA02.html）［二〇二〇年九月一日、閲覧］

（2）E・ジョーンズ（竹友安彦・藤井治彦訳）『フロイトの生涯』紀伊国屋書店、一九九〇
（3）S・フロイト（小此木啓吾訳）「快感原則の彼岸」『フロイト著作集6』人文書院、一九九四
（4）ジェームズ・ストレイチー（北山修監訳・編集）『フロイト全著作解説』人文書院、二〇〇五
（5）ネヴィル・シミントン（成田善弘監訳）『分析の経験―フロイトから対象関係論へ』創元社、二〇〇六
（6）ラプランシュ／ポンタリス（村上仁監訳）『精神分析用語辞典』みすず書房、一九八一

あとがきに代えて——精神療法という密室の外で——

力動精神医学とは「精神現象を生物・心理・社会的な諸力による因果関係の結果として了解することを方法論的な基礎とする精神医学のこと」（岩崎、二〇〇二）[1]である。このような力動精神医学の考え方は、こと精神医学の領域だけに限らず、一般的な対人関係や、もっと広く、世界の情勢を理解する上でも役に立つように思う。

たとえば、二〇〇一年九月一一日に米国を襲ったテロリズムの悲劇を、そこに至るまでの「心理・社会的な諸力による因果関係の結果」として目撃し、その力動に思いを馳せた人たちがいた。

二〇〇八年に制作されたハリウッド映画「チャーリー・ウィルソンズ・ウォー（原題：CHARLIE WILSON'S WAR）」には、その歴史的な事実と力動の一端が描かれている。

事の発端は、一九七九年に起きた旧ソビエト軍のアフガニスタンへの侵攻だった。ソ連のブレジネフ政権は親ソ派政権を支援するという名目でアフガニスタンに侵攻したが、それにイスラム原理主義ゲリラが激しく抵抗し、応戦した。米国は（ソ連との正面対決を避けるべく）秘密裏に、彼らにソ連製の武器を供与し、軍事訓練さえ施した。当時の映像記録には、若きゲリラ兵たちと、軍事訓練を指導する米兵たちが談笑する姿が残されている。彼らにとって米兵は同志であり、憧れの存在でもあったのだろう。この大それた、重要人物とは言い難い一介の議員だったチャーリー・ウィルソンが「ソ連の秘かな狙いがアフガニスタンの先のサウジアラビアにあり、米国の石油供給を妨げることにある」と考え、「米国はその目論見を阻止する必要がある」と、主だった人たちを説得したからだった。戦闘は一〇年におよんだ。結果、ソ連はアフガニスタンからの撤退を余儀なくされ、一九九一年のソ連崩壊へと導かれていったが、一方のアフガニスタンも終戦直後は国民の半数が一四歳にも満たない子どもたちという有様だった。この時、チャーリー・ウィルソンは「アフガニスタンに学校を建て、支援を続けるべきだ」と主張したが、彼の声は聞き入れられなかった。米国は戦争の勝利を最後に、アフガニスタンを去った。

二〇〇一年九月一一日、テロリズムの首謀者として米国の敵となったビン・ラディンは、かつて米国に恋い焦がれ、見捨てられた少年たちの思いを代弁していたのかもしれない。

以来、イスラム過激派はテロリストの代名詞になったが、一八八六年のヘイマーケット事件に代表されるように、米国におけるテロリズムの歴史は古く、それらのテロリストの多くが白人のキリスト教徒だったということは、知る人ぞ知る事実である。

二〇〇一年九月一一日に起こったテロリズムの直後、欧米では、名だたる精神分析家によって、テロリズムに関するシンポジウムが開かれたという。それ以前あるいは以降にも、戦争やテロリズムをめぐる精神分析家の思索が何冊も出版されている。その中で最も有名な著書は、第二次大戦後に出版されたミッチャーリッヒ夫妻の『喪われた悲哀』(2)だろう。彼らは著書の中で、「ドイツ国民は自我理想として心酔していた（内的な対象としての）ヒットラーを敗戦によって失った悲哀を否認している」と主張した。つまり、ドイツ国民はヒットラーを非道な独裁者として位置づけ、すべての責任を彼に科すことによって自らの相互依存や責任を否認した結果、パーソナリティの深刻な分裂を起こしていると述べた。

一九八九年にベルリンの壁が崩壊した後も、ドイツは、いや世界は、未だにミッチャーリッヒ夫妻が問いかけた「宿題」をやり残したままでいるような気がしてならない。

二〇〇四年、精神分析家のシーガル[3]は、NATO（北大西洋条約機構 North Atlantic Treaty Organization の略語）がその存在の正当性のために「新たな敵」を捜し、軍備の拡充を続けている様子を「嗜癖（addiction）」のようだと述べ、現在、世界的な集団は強力な「否認」と「躁的防衛」に陥っているため、私たちは経験から学べなくなっている、と主張した。彼女は「もし私たちが『悪の帝王』を想定しなくなれば（筆者の解釈：内的な問題を『仮想敵』に投影することをやめれば）、自分たち自身の内的な問題――経済的困窮や失業、特に英米国では第三世界（ベトナムなど）に対する罪悪感――に直面せねばならなくなる……（中略）……不必要な戦争の要因のひとつは過去の戦争に対する抑圧された罪悪感や喪（mourning）である」と述べ、私たちはそのような集団から身をひいて洞察という一段上の象牙の塔からの眺めを楽しむのではなく、自分たちの集団がしたことの責任をシェアしていくべきであり、自分たちのマインド（mind）について話していくべきであると論述した[4]。

二〇二二年二月、ロシアがウクライナに侵攻した時、このシーガルの主張を思い出した。NATOと、それに代表される「見えない敵」に脅かされ戦争行為を始めたプーチン大統領は、どちらがニワトリで、どちらがタマゴなのだろうか。歴史は、プーチン大統領を「第二のヒットラー」と位置づけ、彼にすべての責任を押しつけて、またしても、私たちは自らのマインドに向き合うチャンスを逸するのだろうか。

かつての民衆を「強い親を求めた困窮する子ども」に喩えるならば、現代の民衆はさながら「見捨てた親をいつまでも糾弾し続ける子ども」のように感じることがある。

＊＊＊

一方、アメリカでは、黒人青年が白人の警官によって射殺されることが繰り返されている。そのうちの一人の警官は銃を奪われる不安からの正当防衛を主張し、不起訴となった。しかし、その警官は黒人青年の身体に六発もの弾丸を撃ちこんでいた。彼はマスコミの取材に対して「差別意識はなかった」と答えた。

かたや、日本では、韓国や中国との国同士の緊張関係の中、差別的なヘイトスピーチが取沙汰され、また、まるで「忘れる」ことを許さないかのように、公人による性差別的発言が繰り返されている。

当然のことながら、患者も、治療者も、精神療法という密室の外で暮らしている。私たちが考え、感じることは、純粋な意味では個人的ではありえず、自分たちが生きている社会の影響を否が応でも受けている。そのことを思う時、この世界で起きていることに無関心ではいられなくなる。

先述の警官の場合、報じられたニュースからは過剰防衛を疑わせたが、本人の主観では内的な不安や恐怖に対する「正当な」防衛だったと感じていた。それほどに、黒人に向けられる白人の恐怖は大きいものなのか。その恐怖を形成するファンタジーは、いったい、どれほどの闇を隠し持っているのだろうか。

精神療法家が周知しているように、事実はひとつでも、その現状をどのようにとらえ解釈するかによって、こころの真実は、いくとおりも存在する。そして、そのような認識や解釈は私たちが生きてきた経験の蓄積によって決定される。そして、その認識から生み出された思い込みはさまざまな情緒をかきたて、未だ起こっていない現実を反射的に予知し、時に私たちを危険きわまりない行動へと駆り立てる。内的な不安や恐怖が外的な現実に過剰投影されれば、そこに幽霊やモンスターさえ目撃することになる。愛らしい赤ん坊の仕草が自分に対して攻撃を仕掛けてくるように見える母親は、決して珍しくない。

＊＊＊

さらに、精神療法という密室で出会う女性たちのこころの問題も、社会状況と切り離せないように思う。『LEAN IN（リーン・イン）』[5]と題されたベストセラーは、精神療法家によるものではないが、健康な女性たちが抱える「集団神経症」ともいえそうな心理を理解する上で興味深い本である。著者は、シェリル・サンドバーグ。彼女は、米国の女性実業家（著書刊行当時：ソーシャルネットワークサービス会社フェイス・ブックのCOO）である。

著者は理解ある夫に恵まれ、子育てと仕事を両立させ、社会的にも成功しているが、同書の中で、そんな著者が言い知れぬ「詐欺師感覚」に悩まされていると告白し、多くの女性たちが自分と同様の罪悪感を抱いているらしいことを発見した、ペギー・マッキントッシュの講演を紹介している。下記に、その部分を引用する[6]。

多くの人々、とりわけ女性は、自分の業績を誉められると、詐欺行為を働いたような気分になるという。自分は評価に値する人間だとは思わずに、たいした能力もないのに、誉められてしまったと罪悪感を覚え、まるで誉められたことが何かのまちがいのように感じる。その分野では優秀な専門家であって、実際に高い業績を挙げているにもかかわらず、自分の能力などたかが知れている、言ってみればうわべだけのペテン師

のようなものだ、そのうち化けの皮が剥がれるにちがいない、などと思ってしまう……。（ペギー・マッキントッシュ、一九八五）

なんとすばらしい、核心をついたスピーチだろう。私は椅子の中で身を乗り出し、何度も夢中になって頷いた。ものすごく頭が切れてペテン師とは無縁のはずのルームメートのキャリー・ウィーバーも、私と同じように頷いていた。私とまったく同じように感じている人はたくさんいたのである。……（中略）……セレモニー後の大学とのジョイント・レセプション、つまり二次会のどんちゃん騒ぎのときに、いま聞いたばかりのすばらしいスピーチのことをさっそく男のクラスメートに話した。彼がさっぱりわからないという様子で私をまじまじと見つめ、「いったいその話のどこがおもしろいんだい？」と質問したことは忘れられない。

この米国の男性の反応はともかく、このような「詐欺師感覚」は、日本では男性でも共有できる人たちが少なからず存在するのではないだろうか。何故なら、私たち日本人は男女問わず、絶えず、周囲の人たちと協調することにエネルギーを費やすあまり、自分自身にさえ、周囲との協調を危うくさせるような野心や自信を用心深く隠しているのかもしれないと思うからである。その意味では、私たちは、ウィニコット（Winnicott, DW）[7]が提唱した「本当（真）の自己」からあまりにも遠く隔たった「偽りの自己」を強く感じているということなのかもしれない。

社会に向けて、精神療法という密室の外で起こっていることについて、単なる「傍観者」ではない――つまり、当事者としての声を発信していくことも、精神療法家の重要な務めのひとつであるように思う。

〔文献〕

（1）岩崎徹也「力動精神医学」『精神分析事典』岩崎学術出版社、二〇〇二

（2）A＆M・ミッチャーリッヒ（林峻一郎・馬場謙一訳）『喪なわれた悲哀―ファシズムの精神構造』河出書房新社、一九七二

（3）Segal H : The mind of the fundamentalist/terrorist-Not learning from experience : Hiroshima, the Gulf war and 11 September, 2004.（http://www.psychoanalysis.org.uk/nae.htm#segal, 2004）［二〇〇五年一〇月二〇日閲覧］

（4）平島奈津子「精神分析的精神療法のこれから―精神医学の内と外で」精神経誌一〇八、一五二－一五七頁、二〇〇六

（5）シェリル・サンドバーグ（村井章子訳）『LEAN IN（リーン・イン）女性、仕事、リーダーへの意欲』日本経済新聞出版社、二〇一三

（6）Peggy McIntosh（1985）Feeling Like a Fraud. Wellesley Centers for Women working paper no.18 Wellesley, M.A. : Stone Center Publicationa

（7）D・W・ウィニコット（1960）（牛島定信訳）「本当の、および偽りの自己という観点からみた、自我の歪曲」『情緒発達の精神分析理論』一七〇－一八七頁、岩崎学術出版社、一九八八

初出一覧

序章　私が受けた精神療法の研修（精神療法を学び生かす――私の経験から「精神療法」増刊第3号、金剛出版、二〇一六年に加筆修正）

第Ⅰ部　精神科医の視点

第1章　適応障害（適応反応症）の診断と治療（適応障害の診断と治療「精神神経学雑誌」第120巻第6号、日本精神神経学会、二〇一八年に加筆修正）

《コラム》イマジネーションの力（イマジネーションの力　シリーズ「医師のための精神医学」「慶應義塾医学部新聞」慶應義塾大学医学部三四会、二〇一二年一〇月号に加筆修正）

第2章　ボーダーラインパターン（境界性パーソナリティ障害）の診断と治療（ボーダーラインパターン『3　不安または恐怖関連症群　強迫症　ストレス関連症群　パーソナリティ症』中山書店、二〇二一年）

《コラム》境界性パーソナリティ障害患者は減ったのか？（パーソナリティのダイナミズム「精神医学」第61巻第2号、医学書院、二〇一九年に加筆修正）

第3章　解離症とヒステリー（書きおろし）

《コラム》イマジナリー・コンパニオンと少女の成長（映画の世界にみる精神疾患・精神科治療「Imaginary companion と〝少女〟の成長――幸せの1ページ」Bulletin of Depression and Anxiety Disorders 7（1）：12, シナジー、二〇〇九年に加筆修正）

第4章　女性のこころとからだ――性ホルモンとの関連に着目して（女性の「こころ」と「からだ」の特徴と臨床「臨床心理学」第20巻第2号、金剛出版、二〇二〇年に加筆修正）

《コラム》贖罪としてのうつ病（映画の世界にみる精神疾患・精神科治療「〝贖罪〟としてのうつ」Bulletin of Depression and Anxiety Disorders, 7（2）：16, シナジー、二〇〇九年に加筆修正）

第5章　医療面接と精神療法（書きおろし）

《コラム》健康だったら、助けてもらえない……（映画「エンジェル・アット・マイ・テーブル」（評）『統合失調症　第7巻』医薬ジャーナル社、二〇一四年に加筆修正）

第Ⅱ部　精神科臨床と精神分析的精神療法

第1章　薬物療法医の精神療法（向精神薬と精神療法『現場で役立つ精神科薬物療法入門』金剛出版、二〇〇五年に加筆修正）

《コラム》多様性と差別（巻頭言　多様性と差別「女性心身医学」第25巻第3号、一般社団法人 日本女性心身医学会、二〇二一年に加筆修正）

第2章　女性のセクシュアリティと精神分析的精神療法（精神療法と女性のセクシュアリティ「精神療法」第44巻5号、金剛出版、二〇一八年に加筆修正）

《コラム》きわめて個人的な、学会印象記――コロナ禍に想う（日本精神分析学会リレー・エッセイ「きわめて個人的な、学会印象記」日本精神分析学会、二〇二〇年一〇月メール配信）

第3章　力動的な精神科臨床（精神医療における力動的な視点「精神療法」増刊第2号、金剛出版、二〇一五年に加筆修正）

《コラム》少年の死と、「異界」（少年の死と、『異界』「精神療法」第48巻第1号、金剛出版、二〇二二年に加筆修正）

第4章　精神分析的な精神力動論（精神分析的な精神力動論「精神療法」第45巻第4号、金剛出版、二〇一九年に加筆修正）

《コラム》現実との境界に位置するもの（現実との境界に位置するもの「精神療法」第45巻第6号、金剛出版、二〇一九年）

第5章　適応的な退行と自己（「人間の健康～成熟」の必須要素としての退行「精神療法」第43巻第2号、金剛出版、二〇一七年に加筆修正）

《コラム》フロイトとスペイン風邪（フロイトとスペイン風邪「三田評論」慶應義塾大学出版会、二〇二〇年）

あとがきに代えて――精神療法という密室の外で（精神療法という密室の外で「精神療法」第41巻第4号・第5号、金剛出版、二〇一五年／かたるしす「精神療法」第43巻第2号、金剛出版、二〇一七年に加筆修正）

さ

項目

あ

か

索　引

人名

■著者略歴

平島奈津子（ひらしま・なつこ）

東京医科大学卒業。慶應義塾大学医学部精神・神経科学教室（助手）、昭和大学医学部精神医学講座（准教授）を経て、2013年から国際医療福祉大学三田病院精神科（病院教授）、2020年から同大学赤坂心理・医療マネジメント学部心理学科（教授）を兼任、現在に至る。

〈主な資格〉

医学博士、精神保健指定医、日本精神神経学会精神科専門医・指導医，公認心理師

〈主な著書〉

『不安のありか—‘私’を理解するための精神分析のエッセンス』（単著）日本評論社、『治療者のための女性のうつ病ガイドブック』（編著）金剛出版、など。

〈効果的《こうかてき》な〉精神科面接《せいしんかめんせつ》

力動的《ダイナミック》に診《み》るということ

2023年6月20日　印刷
2023年6月30日　発行

著　者　平島奈津子
発行者　立石正信

装丁　臼井新太郎
装画　長谷川海
印刷・製本　シナノ印刷

株式会社　金剛出版
〒112-0005　東京都文京区水道1-5-16
電話03（3815）6661（代）
振替00120-6-34848

ISBN978-4-7724-1964-2　C3011　Printed in Japan ©2023

心的交流の起こる場所

心理療法における行き詰まりと治療機序をめぐって

［著］＝上田勝久

●A5判 ●上製 ●240頁 ●定価 **3,960**円

● ISBN978-4-7724-1636-8 C3011

精神分析の最新の研究成果を実践応用するための技術論を展開。
仮説と検証のプロセスを辿り，
あらゆる心理療法に通底する「治療原理」を探求する。

力動精神医学のすすめ

狩野力八郎著作集 2

［編］＝池田暁史 相田信男 藤山直樹

●A5判 ●上製 ●348頁 ●定価 **5,940**円

● ISBN978-4-7724-1732-7 C3011

狩野の熱心な教育者であった側面をまとめることで，
臨床家としての姿が明晰をもって立ち現われた
「力動精神医学の教科書」。

現代精神分析基礎講座 第5巻

治療論と疾病論

［編者代表］＝古賀靖彦
［編］＝日本精神分析協会 精神分析インスティテュート福岡支部

●A5判 ●並製 ●304頁 ●定価 **4,180**円

● ISBN978-4-7724-1794-5 C3011

精神分析治療の始まりから終結までの展開を紹介し，
さまざまな疾病ごとの精神分析的理解とアプローチについて論じる。

価格は10%税込です。